Knaur
MensSana

Gertraud Radke

Ernährung im Gleichgewicht

Energetische Küche für Körper, Geist und Seele

Knaur
MensSana

Besuchen Sie uns im Internet: www.droemer-knaur.de
Alle Titel aus dem Bereich MensSana finden Sie im Internet unter
www.knaur-mens-sana.de

Originalausgabe Dezember 2007

Ein Unternehmen der Droemerschen Verlagsanstalt
Th. Knaur Nachf. GmbH & Co. KG, München

Redaktion: Jutta Ressel
Umschlaggestaltung: ZERO Werbeagentur, München
Umschlagabbildung: mauritius Images
Satz: Pinkuin Satz und Datentechnik, Berlin
Druck und Bindung: GGP Media GmbH, Pößneck
Printed in Germany
ISBN 978-3-426-87351-9

2 4 5 3 1

Inhalt

Widmung 9
Einleitung 13

TEIL 1
Die polarisierte Gleichgewichtsernährung

Ziel der polarisierten Gleichgewichtsernährung 21
Wirkungsweise der polarisierten Küche 22
Die optimale Ernährung für körperliche Gesundheit und geistige wie seelische Harmonie 25
Reis – Liebesgrüße vom Himmel 28
Die polarisierende Reiswoche 34
Nach der Reiswoche: Umstellung auf die polarisierte Gleichgewichtsernährung 39

TEIL 2
Bestandteile der polarisierten Gleichgewichtsernährung

Getreide – höchstes Gut vom Himmel 42
Buchweizen – Dinkel – Gerste – Hafer – Hirse – Mais – Roggen – Weizen
Gemüse – Kinder des Lichts 54
Blumenkohl – Brokkoli – Chinakohl – Chicorée – Gemüsebohne – Grünkohl – Gurke – Karotte –

Kartoffel – Knollenfenchel – Kohlrabi – Kopfsalat – Paprika – Rosenkohl – Sellerie – Spargel – Spinat – Tomate – Weißkohl – Wirsing – Zucchino
Früchte und Obst – Lieblingsspeisen der Götter 69
Apfel – Birne – Erdbeere – Heidelbeere – Preiselbeere – Johannisbeere – Himbeere und Brombeere – Weintraube – Pfirsich – Aprikose – Süßkirsche – Pflaume – Zitrusfrüchte – Ananas – Banane – Dattel – Mango – Papaya
Eiweißreiche Pflanzennahrung 82
Avocado – Kichererbsen – Linsen – Cashewnuss – Erdnuss – Haselnuss – Mandel – Walnuss – Soja – Tofu – Seitan
Milchprodukte – immer richtig 92
Leckere Würzspezialitäten 92
Gomasio – Tamari – Tekka

TEIL 3
Die polarisierte Gleichgewichtsernährung im Alltag

Die Küche als Ort der Heilung 96
Kochkunst und Lebenskunst 96
Übung macht den Meister 97
Schmackhafte Rezepte 98
Frühstück 100
Brot 106
Hauptmahlzeiten 111
Salat 120
Soßen 121
Würzmischungen 122

Desserts 124
Getränke 125

TEIL 4

Meditation und polarisierte Gleichgewichtsernährung

Meditation als Disziplin 130
Meditation in der Praxis 131
Meditationsanleitungen 137
Geistige Nahrung für inneres Wachstum 140
Überlebensnahrung 144
Vermächtnis und Vision 145
Schlusswort 152
Literaturhinweise 154
Über die Autorin 155

»Ich erkenne, dass ich alle meine Krankheiten selbst verursacht habe. Ich will den Schaden durch richtige Ernährung, mehr körperliche Bewegung und richtiges Denken wiedergutmachen.«

Paramahansa Yogananda

Für meinen Seelenfreund

In Dankbarkeit für den Zauberstab der Erinnerung an unsere gemeinsame ewige Wahrheit – Weisheit und Liebe

Das Reiskorn spricht:
Ich wachse auf kargem Boden,
aber ich weiß mich in Einklang mit der Schöpfung.

Ich wurde erschaffen, um Euch Menschen zu helfen,
zu Eurer inneren Balance zu finden,
welche die Grundlage ist für eine klare
Entscheidungsfähigkeit.

An mir ist nichts Überflüssiges. Alles ist in
einer zuverlässigen Ordnung gegliedert.

Ich konzentriere mich auf das Wesentliche,
denn meine Zeit ist kurz bemessen.

Was ich für Euch tun kann?
Ich nähre Euch mit meiner Pflanzenseele
und der Botschaft von einer höheren Ordnung.

Einleitung

Lange bevor die Menschheit von einer schier überwältigenden Fülle unterschiedlichster und oft auch ungesunder Lebensmittel überrollt wurde, verfügten verschiedene Völker bereits über das Wissen, wie sich durch ausgewogene Ernährung eine körperliche, seelische und geistige Balance erreichen und auch halten lässt. Dieses tiefe Wissen ist den Industrieländern heute weitgehend verloren gegangen, in seiner Essenz jedoch noch immer vorhanden. Auf der Basis dieses Wissens entstand die polarisierte Gleichgewichtsernährung, wie sie in diesem Buch beschrieben wird. Diese Ernährungsweise, bei der polarisierter Reis die zentrale Rolle spielt, wurde von mir entwickelt, damit die Menschen auch in unserer modernen hektischen Welt wieder zu ihrem körperlichen und geistig-seelischen Gleichgewicht finden und es sich auf die Dauer auch zu erhalten vermögen.

Wenn Sie die polarisierte Gleichgewichtsernährung über einen längeren Zeitraum regelmäßig, d. h. täglich, praktizieren, werden Sie schnell am eigenen Leib feststellen, dass die hier beschriebene Nahrung allen Zellen unseres Körpers eine Botschaft in Form von Energieschwingung übermittelt, die gleichzeitig Körper, Geist und Seele erreicht und alle drei auf besondere Weise nährt. Die wunderbare Heilwirkung energetisch hochwertig zubereiteter Speisen liegt in dieser erhöhten Energieschwingung begründet.

Die hier präsentierten einzigartigen Rezepte beruhen in ihrem Zusammenwirken von Zutaten und Zubereitung auf den Wundern und Geheimnissen uralter Weisheiten sowie auf den Gesetzmäßigkeiten bestimmter Polaritäten. Gleichzeitig wurden sie jedoch den Erfordernissen der heutigen Zeit angepasst. Das bedeutet, dass die Speisen zum einen schnell und einfach gekocht werden können und zum anderen außerordentlich lecker schmecken. Neben dem nach alten Naturgesetzen zubereiteten polarisierten Vollkornreis werden eine Vielzahl von Obst- und Gemüsesorten aufgezeigt, die Sie anhand eines einfachen Grundrezepts Ihren persönlichen Bedürfnissen und Vorlieben entsprechend in Ihren täglichen Speiseplan integrieren können. Darüber hinaus werden sowohl einige gesunde, anregende und schmackhafte Tees als auch feine Dinkelspeisen beschrieben, die sich ebenfalls allesamt individuell zubereiten lassen. Diese leckeren Gerichte unterstützen Sie dann, zu Ihrer körperlichen und seelischen Balance zu finden.

Wer die polarisierende Gleichgewichtsernährung praktiziert, wird schon bald ein Gefühl der Harmonie von Körper, Geist und Seele empfinden, das im hohen Maße beglückt und deshalb automatisch zu einer heilsamen Umorientierung in der Lebensweise führt. Somit richtet sich dieses Buch vor allem an Menschen, welche die Erfahrung machen möchten, dass eine bewusste und ausgeglichene pflanzliche Ernährung uns nicht nur Körperkraft und Energie schenkt, sondern darüber hinaus auch unser spirituelles

Bewusstsein wecken und anheben kann. Die polarisierte Gleichgewichtsernährung bewirkt ganz spontan ein Gefühl des Einsseins mit der Natur und dem Göttlichen, was dann wiederum den Wunsch auslöst, in die Stille zu gehen und Geist und Seele in Einklang zu bringen. Die in diesem Buch aufgeführten Meditationsanleitungen sollen Sie dabei unterstützen; die verschiedenen spirituellen Texte dienen Ihrer Inspiration und nähren Sie auf wundersame Weise.

Gertraud Radke, Sommer 2007

TEIL 1

Die polarisierte Gleichgewichtsernährung

Obwohl in den letzten Jahren die Bedeutung einer gesunden Ernährung in den Medien immer stärker betont wird, dient die Nahrungsaufnahme vielen Menschen vor allem dazu, Hunger und Durst zu stillen. Sie essen unbewusst und schnell, zwischen Tür und Angel, und zu allem Überfluss häufig auch noch ungesund. Und obwohl die Medizin enorme Fortschritte vorweisen kann, leiden immer mehr Menschen an Krankheiten, ausgelöst durch mangelhafte oder einseitige Ernährung. Trotz einer wahren Fülle von Informationen in Sachen Gesundheit und ganzheitlichem Bewusstsein, essen viele immer noch zu fett, zu viel, zu süß und zu unbewusst – das Falsche eben.

Um sich bewusst und gesund zu ernähren, bedarf es keiner Speisen, die stundenlang aufwändig und kompliziert zubereitet werden müssen. Alles, was der Mensch braucht, ist die polarisierte Gleichgewichtsernährung, denn sie bedeutet einen einfachen wie auch schnellen und sicheren Weg, um die körperliche Gesundheit sowie die geistigen Kräfte zu stärken. Dass sie im Fall von Beschwerden den Arzt nicht ersetzen kann, versteht sich von selbst.

Die einzigartigen Rezepte, die im zweiten Teil dieses Buches aufgeführt sind und die Basis für die energetisierte Gleichgewichtsernährung darstellen, lassen sich mühelos zubereiten, ohne dass dazu besondere Kochkünste erforderlich wären. Die Gerichte sind köstlich und vor allem auch energetisch hochwertig. Sie schenken uns nicht nur die Freude am Essen wieder, sondern fördern die körperliche Stabilität, die emotionale Ausgeglichenheit, geistige Klarheit und spirituelle Freiheit – wie Sie sicher sehr schnell bemerken werden.

Die ganzheitliche Wirkungsweise der energetischen Ernährung tritt ein, weil sie die Selbstheilungskräfte des Körpers auf wundersame Weise anregt. Sie entschlackt, entgiftet und entsäuert den Körper, reinigt das Blut und optimiert den Stoffwechsel sowie die Verdauung, so dass der Körper wieder ins Gleichgewicht kommt.

Es wird unser Geist jedoch auch von den feinstofflichen Essenzen unserer Nahrung geformt. Wenn die Nahrung, die wir zu uns nehmen, rein ist, wird auch der Geist gereinigt. Dadurch erlangen wir im Lauf der Zeit nicht nur ein gutes Gedächtnis, sondern wir gewinnen zunehmend an innerer geistiger Klarheit. Das wiederum führt dazu, dass wir uns selbst und unseren Mitmenschen gegenüber achtsamer und empfindsamer werden, dass wir nicht mehr von chaotischen Gefühlen und Gedanken hin- und hergerissen werden, wie viele Menschen sie in ihren Beziehungen erleben. Auf tieferen, feinstofflicheren Ebenen führt diese Klarheit zu einem inneren Frieden, der uns befähigt, nicht mehr gegen äußere Umstände ankämpfen zu müssen. Durch diese freigewordene Energie wird der Zugang zu brachliegenden Kräften erleichtert, was dann dazu führt, dass wir zu uns selbst immer besser in Kontakt zu kommen und die unerschöpfliche Lebenskraft in uns aktivieren oder zu verstärken vermögen. Durch diese Aktivierung der Lebenskraft eröffnen sich neue Wege, die uns auf nie geahnte Weise die Möglichkeit geben, unseren inneren Horizont zu erweitern und alles aus einer neuen Perspektive zu sehen und zu erleben.

Nicht zu unterschätzen ist auch die Entwicklung der eigenen Spiritualität, die durch die polarisierte Gleichgewichtsernährung entsteht. Je bewusster jemand nämlich mit der eigenen Ernährung umgeht, desto bewusster wird sich auch seine spirituelle Entwicklung vollziehen. Das führt dann zu dem immer stärkeren Bedürfnis, Verantwortung für jegliche Handlungen und das gesamte Denken zu übernehmen. Und wenn jeder die Verantwortung für sich und seine Umwelt trägt, zeigt dies auch positive Auswirkungen auf die ganze Welt und fördert die Erkenntnis, dass alle Menschen Teil dieser Erde sind und somit ihre Geschicke mitbestimmen.
Es sind in diesem Zusammenhang noch einige Überlegungen zum Thema Fleisch interessant. Wer die polarisierte Gleichgewichtsernährung zur Grundlage seiner Ernährung macht, aber gleichzeitig nicht auf den Genuss von Fleisch verzichten möchte, sollte sich bewusst sein, dass jedes Tier – im Gegensatz zu den Pflanzen – einen Astralleib besitzt, der sehr eng an die physische Erscheinung des jeweiligen Tieres gebunden und aktiv ist. Der Astralleib dieses Tieres ist nicht nur zu Lebzeiten aktiv, sondern auch nach seinem Tod in Form von Vibrationen und Schwingungen

wahrnehmbar. Auch wenn es sich dabei um keinen bewussten Prozess handelt, so bedeutet dies für den Menschen doch, dass er durch den Verzehr von Fleisch von diesen animalischen Schwingungen beeinflusst wird. Fleischkonsum kann somit zur Folge haben, dass die jeweils besonderen artspezifischen Merkmale des Tieres auf den Menschen wirken und auf seine Gedanken und Gefühle Einfluss nehmen. Es besteht dann die Möglichkeit, dass ein Mensch in Bereiche gezogen wird, die durch die instinktiven Bedürfnisse, die animalischen Begierden sowie durch die niedere Triebhaftigkeit des Tieres geprägt sind, die dann sein Verhalten beeinflussen. Neben den artspezifischen Eigenschaften sind zudem sämtliche Erfahrungen eines Tieres in dem besagten Schwingungsfeld gespeichert, also beispielsweise Traumen durch Massentierhaltung, unnatürliche Mast und gewaltsamer Tod. Es können sich auch starke Gefühle wie Angst und Aggressivität übertragen. Gerade die Angst, die das Tier auf dem Weg zur Schlachtbank und vor seinem gewaltsamen Tod erlebt hat, ist in diesem Zusammenhang von großer Bedeutung. Der Mensch kann von der Erfahrung so eines Tieres in solchem Ausmaß beeinflusst werden, dass sich diese Merkmale körperlich bei ihm einprägen.

Generell gilt: Je näher das verspeiste Tier auf der Evolutionsleiter an den Menschen heranreicht, desto ähnlicher sind sich die beiden Schwingungsfelder. Infolgedessen wird es dann für den Menschen umso schwieriger, den beeinflussenden Vibrationen zu entgehen, weil er sie nämlich überhaupt nicht bewusst wahrzunehmen vermag. Ist das Tier hingegen entwicklungsmäßig weiter vom Menschen entfernt, verlieren auch seine Schwingungseinflüsse an

Wirksamkeit. Ein Mensch, der unbewusst lebt und sich entsprechend unbewusst ernährt, nimmt von all dem natürlich nichts wahr. Mit einem höheren Bewusstsein werden diese Einflüsse allerdings immer deutlicher spürbar. Eine bewusste, sinnvolle Ernährung sowie eine spirituelle Praxis, wie die Meditation sie darstellt, sind somit überaus hilfreich.

Ziel der polarisierten Gleichgewichtsernährung

Ziel der polarisierten Gleichgewichtsernährung ist, eine Balance im Menschen auf körperlicher, geistiger und seelischer Ebene herzustellen. Dieses Gleichgewicht ergibt sich durch eine bestimmte Zusammensetzung der Nahrungsmittel, durch einen ausgewogenen Lebensstil und durch regelmäßige Meditationspraxis. Die Basis dabei stellt der polarisierte Reis dar; er wird ergänzt durch Nahrungsmittel, die dem Gleichgewicht nahe sind. Je besser also ein Nahrungsmittel im Gleichgewicht liegt, desto mehr vermag es die Lebensenergie zu stärken. Im Umkehrschluss bedeutet dies natürlich, dass Nahrungsmittel, die sehr weit vom Gleichgewicht entfernt sind, die Lebensenergie schwächen. Langfristig gesehen kann also nur eine konsequente Lebensführung auf der Basis von polarisierter Gleichgewichtsernährung und Meditation die innere und äußere Balance wiederherstellen und auch aufrechterhalten.

Wirkungsweise der polarisierten Küche

Die polarisierte Gleichgewichtsernährung unterstützt den Menschen, auf Dauer körperlich-seelisches und geistiges Gleichgewicht zu erlangen. Auf der *körperlichen Ebene* wirkt sie sich dabei folgendermaßen aus:

- *Verbesserung des gesamten Nervensystems:* Durch die energetische Gleichgewichtsernährung kommt es zu einer Verbesserung des gesamten Nervensystems. Ein gesundes Nervensystem ist für den Menschen wesentlich, weil es die Atmung, den Kreislauf, das Herz, den Stoffwechsel und die Verdauung steuert. Gehirn und Rückenmark werden dabei als Zentralnervensystem bezeichnet.
- *Verbesserung des Stoffwechsels:* Der Stoffwechsel spielt ebenfalls eine zentrale Rolle für die Gesundheit des Menschen. Unter Stoffwechsel versteht man die gesamte Umwandlung von Nahrungsstoffen in körpereigene Nähr- und Wirkstoffe sowie die Beseitigung schädlicher Endprodukte. Kommt der Stoffwechsel in die Balance, kann sich auch das Körpergewicht stabilisieren.
- *Verbesserung der Verdauung:* Bei der Verdauung werden Nahrungsmittel umgewandelt, und zwar vor allem im Darm. Nicht verwertbare Bestandteile werden ausgeschieden. Gleichgewichtsnahrung verbessert die Verdauung wesentlich, so dass auf den Konsum von Abführmitteln verzichtet werden kann.
- *Stabilisierung von Herz und Blutkreislauf:* Ein gesundes Herz ist für den Menschen auf allen Ebenen unabdingbar.

Doch auch der Blutkreislauf erfüllt vielfältige Aufgaben, vor allem durch die Versorgung der Zellen mit Nährstoffen und Sauerstoff. Blutkreislauf und Stoffwechsel stehen dabei in enger Beziehung. Ist der Stoffwechsel gesund, sind auch Blutkreislauf und Herz gesund.

- *Stärkung der körpereigenen Abwehr:* In allen Zellen des Körpers und auch im Blut finden sich Bakterien – körperfreundliche Lebewesen –, die den Körper vor Fremdstoffen und Krankheitserregern schützen. Ein gesundes, leistungsfähiges Abwehrsystem setzt eine intakte, ausgeglichene Bakterienflora voraus, die im individuellen Gleichgewicht arbeitet. Ein Übermaß an Bakterien jeglicher Art bringt das ganze System in Unordnung. Die Nahrung wird nicht richtig ausgewertet, was dann eine Erkrankung zur Folge haben kann.
- *Natürliche Atmung:* Nichts ist wichtiger als die Atmung, eine der bedeutendsten Körperfunktionen des Menschen. Kein Lebensprozess, von der Verdauung bis zum schöpferischen Denken, wäre ohne Sauerstoff möglich. Viele körperliche und geistige Beschwerden werden durch schlechte und unbewusste Atemgewohnheiten verursacht. Unzureichende Sauerstoffzufuhr bewirkt immer eine Ansammlung von Abfallprodukten, sogenannten Schlacken, sowie eine schleichende Vergiftung, also verminderte Zellfunktion. Die Nahrung kann ohne Sauerstoff nicht verwertet und somit nicht in Energie umgewandelt werden. Nur durch bewusstes Atmen lässt sich also eine sinnvolle Nahrungsverwertung gewährleisten. Wenn wir richtig atmen, bringen wir Sauerstoff und damit Leben in den Organismus. Diese Lebenskraft hilft dem Körper dann, alle seine Energien gegen Krankheiten zu mobilisieren.

Auf geistiger Ebene wirkt sich die polarisierte Gleichgewichtsernährung folgendermaßen aus:

- *Verbesserung der Lebensqualität:* Durch die polarisierte Gleichgewichtsernährung tritt eine Verbesserung der gesamten Lebensqualität ein, weil der Mensch emotional ausgeglichener und innerlich zufriedener ist.
- *Steigerung der Kreativität:* Die polarisierte Gleichgewichtsernährung ist hilfreich, um die eigenen Gedanken klarer wahrzunehmen, so dass eine Lösung von negativen Gedankenmustern möglich wird. Auf diese Weise entsteht automatisch ein besserer Zugang zur Kreativität.
- *Steigerung der geistigen Klarheit:* Durch den äußeren und inneren Reinigungsprozess, der durch die Gleichgewichtsernährung und die Meditation in Gang kommt, tritt schon nach kurzer Zeit eine geistige Klarheit ein, die sehr hilfreich ist, um die eigenen Ziele im Leben besser zu erkennen, zu verfolgen und zu realisieren.

Seelisch zeigt die polarisierte Gleichgewichtsernährung folgende Auswirkungen:

- *Meistern des Lebens von innen her:* Durch die polarisierte Gleichgewichtsernährung und die regelmäßige Meditation entsteht unwillkürlich ein besserer Kontakt zu der unerschöpflichen Energiequelle im Inneren.
- *Liebe und Frieden in die Welt tragen:* Erlangt jemand mit Hilfe von polarisierter Gleichgewichtsernährung und Meditation eine Balance, versetzt ihn das in die Lage, sein inneres Licht anderen Menschen erstrahlen zu lassen.

- *Steigerung der geistigen Klarheit:* Durch den äußeren und inneren Reinigungsprozess, der durch die Gleichgewichtsernährung und die Meditation ausgelöst wird, lässt sich nach kurzer Zeit eine geistige Klarheit erlangen, die dann hilfreich ist, die Ziele im Leben besser zu erkennen und auch umzusetzen.

Die optimale Ernährung für körperliche Gesundheit und geistige wie seelische Harmonie

Die körperlich-materielle Energie lässt sich bewusst entwickeln, vitalisieren und harmonisieren durch einen bewussten und gesunden Umgang mit dem eigenen Körper. Der *innere Energiebereich* wird repräsentiert durch den feinstofflichen sowie durch den geistigen und den seelischen Bereich. Der Entwicklung des inneren Energiebereichs ist die polarisierte Gleichgewichtsernährung ebenfalls dienlich, wobei eine Verfeinerung des Gemütsbereichs zudem durch die Meditation erzielt wird. Die Auseinandersetzung mit geistig-wissenschaftlicher Literatur und der Umgang mit geistig bewussten Menschen bewirken ferner eine Sensibilisierung dieses Aspekts. Die Entwicklung des seelischen Bereichs wird gefördert durch die Suche nach den Naturgesetzen und der Liebe Gottes, die sich ebenfalls durch die polarisierte Gleichgewichtsernährung und die regelmäßige Meditation erfahren lassen.
Die Polarisierung spielt jedoch nicht nur bei der Lebens-

energie im Zusammenhang mit der Wirbelsäule eine wichtige Rolle, sondern generell in allen Lebensbereichen sowie bei der Nahrung, wobei es stets darum geht, sämtliche Komponenten in Balance zu halten bzw. das Gleichgewicht wiederherzustellen und dann aufrechtzuerhalten. Einander ergänzende Polaritäten sind allenthalben vorhanden, so zum Beispiel bei Tag und Nacht, Winter und Sommer, Licht und Finsternis, Gut und Böse, Liebe und Hass, Kälte und Hitze, männlich und weiblich, Aktivität und Passivität, Bewegung und Ruhe sowie pluspoliger und minuspoliger Nahrung, die folgendermaßen eingeteilt wird:

Pluspolige Nahrung

Pluspolige Nahrung, die *sehr weit* vom Gleichgewicht *entfernt* ist, beinhaltet Fleisch und Fisch; der Konsum von Zigaretten wirkt sich negativ aus.

Pluspolige Nahrung, die *weit entfernt* vom Gleichgewicht ist, umfasst Eier und materielles Salz.

Pluspolige Nahrung, die *energetisch näher* beim Gleichgewicht ist, beinhaltet Produkte aus Ziegenmilch.

Pluspolige Nahrung, die *hochenergetisch nahe* beim Reis-Gleichgewicht ist, beinhaltet alle Vollgetreide.

Die Plusenergie verstärkt sich durch die Zubereitungstechnik/-kunst und die energetischen Salzgewürze: Gomasio, Tekka, Tamari und Miso.

Nahrung im energetischen Gleichgewicht

Vollkornreis ist das einzige Nahrungsmittel, das sich *völlig im energetischen* Gleichgewicht befindet.

Minuspolige Nahrung

Zur minuspoligen Nahrung, die *am weitesten* vom Gleichgewicht *entfernt* ist, gehören Alkohol und Kaffee. (Erwähnt sei in diesem Zusammenhang auch Rauschgift. Die Persönlichkeit gerät dabei vollkommen aus dem Gleichgewicht!)

Minuspolige Nahrung, die *sehr weit* vom Gleichgewicht *entfernt* ist, beinhaltet alle isolierten Zuckerstoffe, d.h. Industriezucker, brauner Zucker, Fruchtzucker, Traubenzucker, Milchzucker und Kandiszucker und die daraus hergestellten Produkte. Auch Auszugsmehle und alle daraus hergestellten Produkte sind in der Endwirkung extrem vom Gleichgewicht entfernt.

Minuspolige Nahrung, die *weit* vom Gleichgewicht *entfernt* ist, umfasst natürliche Süßen, d.h. Honig, Gersten-, Zuckerrüben- und Ahornsirup usw. und die daraus hergestellten Süßigkeiten, auch wenn sie Vollkornmehl und Dinkel als Grundlage haben.

Minuspolige Nahrung, die *energetisch immer noch* vom Gleichgewicht *entfernt* ist, beinhaltet eiweißreiche Pflanzennahrung, Hülsenfrüchte und alle Nüsse.

Minuspolige Nahrung, die *energetisch näher* beim Gleichgewicht ist, beinhaltet Obst und Trockenfrüchte.

Minuspolige Nahrung, die *energetisch ganz nahe* beim Gleichgewicht ist, sind alle heimischen Gemüsesorten, vor allem die der Jahreszeit gemäßen.

Reis – Liebesgrüße vom Himmel

Heilwirkung: Reis befindet sich im vollkommenen energetischen Gleichgewicht, er reinigt von innen, entwässert und senkt den Blutdruck.

Die ältesten Überlieferungen zum Thema Reis stammen aus China. Dort fand man Reis, der rund 7000 Jahre alt ist, aber auch im Nordwesten Thailands wurden Höhlen entdeckt, die darauf hinweisen, dass sich die Menschen dort vor rund 12000 Jahren von Wildreis ernährten. Der erste Zuchtreis stammt bekanntermaßen aus Indien, Indonesien und vor allem aus Java. Auch heute noch kommen ca. 90 Prozent der gesamten Reisproduktion aus Asien, denn es sind dort zwei Grundvoraussetzungen für den Anbau der meisten Reissorten gegeben: Hitze und viel Wasser. Aber nicht nur aus klimatischen Gründen haben die Asiaten eine enge Beziehung zum Reis. Für sie stellt Essen und Trinken eine Verbindung zwischen Gott und den Menschen dar. Und um diese Verbindung entsprechend zu würdigen, wird dem Reis als einem der Hauptnahrungsmittel – und damit als bedeutendste Verbindung zu Gott – vor jeder Mahlzeit ein Gebet dargebracht. Für viele Asiaten stellt Ernährung so etwas wie göttliche Lebenskunst dar und schafft Gesundheit, Glück und Zufriedenheit.

Naturreis – die Basis der polarisierten Gleichgewichtsernährung

Auch in der polarisierten Gleichgewichtsernährung spielt der Naturreis, auch Vollkornreis genannt, eine zentrale Rolle, denn er befindet sich im vollkommenen chemisch-stofflichen sowie energetischen Gleichgewicht. Er ist von allen Getreidesorten am hochwertigsten und sollte deswegen auch regelmäßig gegessen werden. Das Verhältnis von Fett, Eiweiß, Kohlenhydraten und Mineralien liegt genau in der Mitte und stellt somit die optimale Basis für die polarisierte Gleichgewichtsernährung dar. Die Ursache ist folgende: Vollkornreis enthält fünf Teile Kalium (minuspolig) und einen Teil Natrium (pluspolig), wobei das ideale Kalium-Natrium-Verhältnis im menschlichen Körper zwischen 5 : 1 und 7 : 1 liegt. Darüber hinaus enthält Vollkornreis Kohlenhydrate, Proteine, Fettstoffe und Vitalstoffe, Mineralstoffe wie Kalzium, Phosphor, Eisen, Zink, Fluorid und Kieselerde sowie viel Vitamin B und E.
Die Zusammensetzung von Vollkornreis ist somit absolut harmonisch, wodurch der Körper wertvolle und essenzielle Energie erhält, ohne dabei die Organe zu belasten.

Darüber hinaus weist der biologische Vollkornreis von allen Nahrungsmitteln die höchste Energie- und Lichtschwingung auf. Er ist somit ein hoher Informations-, Energie- und Ordnungsträger für unsere Körperzellen und versorgt natürlich auch unsere Gehirnzellen mit den notwendigen Informationen. Wie gesagt: Die Zusammensetzung seiner vielfältigen Nährstoffe sind vollkommen harmonisch und im Gleichgewicht. Wird dieser Naturreis zudem schmackhaft polarisiert, avanciert er zum höchsten Energieträger für den Menschen. Regelmäßige Mahlzeiten mit Reis stellen somit das körperliche und geistig-seelische Gleichgewicht wieder her.

Reissorten sind bekanntlich in Hülle und Fülle auf dem Markt. Für die energetische Gleichgewichtsernährung sind nur die Vollkornreissorten, die auch als Naturreis oder Brauner Reis bezeichnet werden, verwendbar, außerdem muss der Reis aus biologischem Anbau stammen. Im Folgenden sind die köstlichsten Vollkornreissorten aufgezeigt:

Köstliche Variationen bei der Reisauswahl

Beim Vollkornreis handelt es sich um eine Reissorte, die bei der Bearbeitung nur entspelzt wird und dadurch noch die Kornschale, das hauchdünne, sogenannte Silberhäutchen und den Keimling enthält. Dieser Vorgang heißt Schälung, da nach der Verarbeitung braunsilbriges Korn übrig bleibt. Diese äußere Schicht ist deshalb so wichtig, weil sie die kostbarsten Nährstoffe des Reiskorns enthält. Dazu zählen u.a. Proteine, Fette, Enzyme und Vitamine, vor allem aber das Vitamin B_1. Es stellt nicht nur ein wichtiges Vitamin für die Nerven dar, sondern wird vom Körper auch für die

Verwertung der Stärke benötigt. Wird beim Reis hingegen neben der nicht essbaren äußeren Schale auch die Randschicht völlig entfernt, spricht man von poliertem Reis. Bei poliertem Reis gehen durch die Verarbeitung so viele Nährstoffe verloren, dass es sinnvoller ist, auf seinen Verzehr nach Möglichkeit zu verzichten. Darüber hinaus gilt es zu beachten, dass der Reis generell aus biologischem Anbau stammt. Doch auch bei den hier aufgeführten Reissorten lohnt es sich, einfach auszuprobieren, welche Reissorte dem Einzelnen am besten schmeckt und zu körperlichem Wohlbefinden führt.

Die Lagerungszeit beim Vollkornreis variiert. Grundsätzlich gilt jedoch, dass er bei dunkler und trockener Aufbewahrung ein bis zwei Jahre gelagert werden kann.

Da der Reis mittlerweile immer mehr Anhänger findet, sind inzwischen Tausende von Reissorten im Handel, die sich generell in drei Sorten unterteilen lassen: Langkornreis, Rundkornreis und Mittelkornreis.

Langkornreis – der Duftende

Mit seiner Kornlänge von bis zu sieben Millimetern bleibt er beim Kochen generell körnig und locker. Zu dieser Sorte gehören:

Basmati- und Jasminreis: Basmati wird übersetzt mit »der Duftende«. Es handelt sich dabei um eine indische Langkornreis-Sorte mit besonders langen und sehr schmalen Körnern; sie gehört zu den feinsten Reissorten überhaupt. In gekochtem Zustand ist dieser Reis körnig und weist einen intensiv-aromatischen, fein nussartigen Geschmack auf.

Jasminreis wird ebenfalls als Duftreis bezeichnet. Schon beim Kochen verwöhnt er die Sinne und entfaltet sein blumiges Bouquet. Er ist leicht klebrig und relativ weich; seine Farbe ist weiß.

Patna-Reis: Langkornreis wird häufig unter der Bezeichnung Patna-Reis verkauft, obwohl echter Patna-Reis ausschließlich aus Indien stammt. Er ist langkörnig, kocht körnig und trocken.

Rundkornreis – der Klebrige

Der bis fünf Millimeter lange Rundkornreis hat einen kalkigen Kern. Diese Reisart wird beim Kochen weich und klebt oftmals. Folgende Sorten fallen in diese Kategorie:

Mochi-Reis: Diese Reissorte ist undurchsichtig weiß, rundlich und besonders klebrig und wird vor allem in der japanischen Küche gern verwendet.

Milchreis: Beim Milchreis handelt es sich nicht um eine Reissorte, sondern um eine in Milch gekochte Süßspeise, die aus Rundkornreis gewonnen wird. Dabei werden im Reis enthaltene Stärkemoleküle gelöst und dicken die Milch ein. Die Speise hat dann eine sämige, weiche Konsistenz.

Mittelkornreis – der Weiche

Der fünf bis sechs Millimeter lange Mittelkornreis weist einen kalkigen Kern auf und wird beim Kochen weich. Er besitzt die gleichen Kocheigenschaften wie der oben erklärte Rundkornreis. Folgende Sorten gehören dazu:

Ribe-Reis: Der aus Italien stammende Ribe-Reis hat ein festes, kompaktes Korn. Er entstand aus Kreuzungen verschiedener Reissorten.
Roter Reis: Roter Reis stammt ursprünglich aus Indien, wird heute jedoch auch in der Camargue angebaut. Das eigentliche Reiskorn ist weiß, das Häutchen unter dem Strohmantel jedoch rot-braun gefärbt – und daher hat diese Sorte ihren Namen. Da dieses Häutchen nicht entfernt wird, ist Roter Reis nur als unbehandelter Reis, also Naturreis, erhältlich.
Schwarzer Reis: Schwarzer Reis ist ein ungeschliffener Reis mit schwarzer Außenhaut. Dieser Reis kommt u. a. aus Thailand.
Uruchi-Reis: Der Uruchi-Reis kommt wie der Mochi-Reis aus Japan, ist halbdurchsichtig und oval-rund.

Die körperlichen Heilwirkungen von Vollkornreis

Reis schmeckt nicht nur gut, sondern liefert dem Körper auch für die Gesundheit wichtige Nährstoffe. So spielen zum Beispiel die Mineralstoffe, die im Reis so reichlich enthalten sind, für unseren Stoffwechsel eine besondere Rolle. Sie sind für Wachstum, Zellersatz und Regulationsmechanismen im Blut sowie in den Nieren verantwortlich. Darüber hinaus eignet sich Reis hervorragend zur Entwässerung und Entschlackung. Durch das Gleichgewicht des Kalium- und Natriumgehalts wird die Gesundung des Wasserhaushalts gefördert und gleichzeitig dafür gesorgt, dass sich nur sehr wenig Flüssigkeit im Gewebe einlagern kann.

Reis ist zudem ein wichtiger Vitaminlieferant, gleichzeitig aber kein Dickmacher. Er eignet sich deshalb sehr gut zum Entschlacken und als Hilfe bei der Gewichtsabnahme. Energetisierter Reis ist daher eine hochwertig kohlenhydratreiche Ernährung, die Muskel-, Gehirn- und Nervenzellen wichtige Energien zuführt, gleichzeitig aber entwässert und somit Herz und Kreislauf entlastet. Außerdem lässt sich Reis verwenden, um den Blutdruck zu senken. Sehr gut lässt sich energetisierter Reis auch mit fettarm zubereiteten Lebensmitteln wie Gemüse oder Obst kombinieren. Darüber hinaus sorgt Reis für die größtmögliche Ausscheidung von Schlackenstoffen, ermöglicht eine erhöhte Flexibilität der Blutgefäße und unterstützt die Bluterneuerung und die Gewichtsreduktion.

Die polarisierende Reiswoche

So eine Reiswoche stimmt generell auf die polarisierende Gleichgewichtsernährung ein, so dass diese dann mühelos in den Alltag integriert werden kann. Sie bietet sich als schneller, einfacher und auch liebevoller Weg an, um die körperliche und geistige Gesundheit zu fördern, die sich dann langfristig durch die polarisierende Gleichgewichtsernährung aufrechterhalten lässt.

Zubereitung von polarisiertem Reis

Das Rezept für den einzigartigen, energetisch hochwertigen polarisierten Reis ist in der energetischen wie auch in der vegetarischen Küche das Wichtigste überhaupt. Für die Zubereitung sollte ausschließlich biologischer, ungeschälter Reis Verwendung finden.

Gehen Sie dabei folgendermaßen vor: Waschen Sie den Reis so lange, bis das Wasser glasklar ist. Lassen Sie ihn dann in einem Sieb abtropfen. Stellen Sie einen Teil Reis mit ca. zwei Teilen Wasser zugedeckt auf, bringen Sie das Wasser rasch zum Aufkochen und lassen Sie den Reis dann bei kleinster Hitze ca. eine Stunde garen. Nachdem Sie den Topf vom Feuer genommen haben, lassen Sie den fertigen Reis noch ca. 30 Minuten lang ziehen.

Der fertig gekochte Reis ist locker, trocken, körnig und aufgesprungen. Mischen Sie den fertigen Reis zum Schluss mit einem Holzlöffel leicht durch. Ist der Reis zu weich geraten, nehmen Sie das nächste Mal etwas weniger Wasser. Ist er zu hart, müssen Sie mehr Wasser zugeben.

Achtung: Kochen Sie mit Gas, ist aller Wahrscheinlichkeit nach etwas mehr Wasser nötig. Der Reis wird nun zugedeckt und ohne Umrühren bei kleinster Hitze 30 bis 45 Minuten gegart, bis er sich vollkommen aufgeschlossen hat.

Geben Sie anschließend pro Person vier gehäufte Esslöffel fertig gekochten Reis in eine mit kaltgepresstem Sesamöl oder naturbelassenem Olivenöl ausgestrichene gusseiserne Pfanne. Rösten Sie den Reis ca. zehn Minuten. In Verbindung mit dem Element Feuer sowie dem Fett wandelt sich der Reis chemisch und energetisch in hochwertigen polarisierten Reis um. Somit haben Sie nun die Basis für die Reiswoche geschaffen und gleichzeitig ein köstliches Grundnahrungsmittel für die polarisierte Gleichgewichtsernährung zubereitet.

Der fertige Reis wird mit zwei energetisierenden Natriumgewürzen - Gomasio und einigen Tropfen Tamari - nicht nur vollkommen polarisiert, sondern bekommt so auch noch geschmacklich eine besondere Note. Um eine weitere Wandlung herbeizuführen, bietet es sich an, geröstete Zwiebeln zum Reis hinzuzugeben.

Die Praxis der Reiswoche

Der polarisierte Vollkornreis bildet die Basis für die Reiswoche. Ergänzt wird der Reis durch Gemüse, Obst, eiweißhaltige Pflanzennahrung, Hülsenfrüchte sowie Milchprodukte nach Wahl. Im Folgenden wird bewusst auf Mengenangaben verzichtet, weil jeder selbst erkennen soll, wann er satt ist und welche Menge genau dem Körper guttut. Durch den polarisierten Reis, das polarisierte Gemüse (siehe Seite 56) und den Pai-Mu-Tan-Tee (siehe Seite 125) geht während der Reiswoche das Bedürfnis nach Fleisch, Alkohol und Kaffee ganz automatisch zurück und reguliert sich individuell. Ähnlich verhält es sich mit den sexuellen Bedürfnissen.

In der Reiswoche sollten neben dem polarisierten Reis folgende Nahrungsmittel konsumiert werden:

- Insgesamt ca. 50 Prozent *Vollkorngetreide* (gekocht oder in Form von Teigwaren) bestehend aus Reis, Hirse, Dinkel, Buchweizen
- Polarisiertes Gemüse, grüner Salat, rohes Gemüse, Obst der Saison, Trockengemüse, ungesüßte Säfte
- *Eiweißhaltige Pflanzennahrung* wie z.B. Mandelmus, Erdnussbutter, Cashewnussbutter, Sesambutter, Avocado, Sojaprodukte
- Hülsenfrüchte wie z.B. Kichererbsen, Mungobohnen, kleine Linsen
- *Milchprodukte* wie z.B. Joghurt, Käse, vorzugsweise Ziegenkäse

Tagesablauf während der Reiswoche

- **Morgenmeditation**
  Zehn Minuten Meditation oder Stille als Dank für die schmackhafte, gesunde Ernährung.

- **Frühstück**
  Vollgetreide, z.B. Dinkelvollkorngebäck/Dinkelfladen oder geröstetes Dinkelbrot
  Mandelmus, Erdnussbutter oder Milchprodukte, etwas Käse, vorzugsweise Ziegenkäse
  Oder: Getreidebrei, Trockenobst
  Pai-Mu-Tan-Tee

- **Zwischenmahlzeit**
  Dinkelvollkorngebäck
  Mate-Tee oder stärker anregender Tee

- **Mittagessen**
  Schmackhaft zubereiteter, polarisierter Vollkornreis mit Salat, Rohgemüse oder eiweißhaltiger Pflanzennahrung wie Sojaprodukte oder Hülsenfrüchte
  Frisches Obst der Saison
  Je nach Wunsch: beruhigender oder anregender Tee

Das Mittagessen sollte in harmonischer Atmosphäre eingenommen werden, und zwar schweigend. Es gilt, sich voll auf das Essen zu konzentrieren, möglichst kleine Bissen zu nehmen und jeden mindestens dreißig Mal zu kauen.

- **Teestunde**
  Eine Tasse Tee nach Wahl

Der Tee sollte ebenfalls in harmonischer Atmosphäre, schweigend und mit voller Aufmerksamkeit genossen werden.

- **Abendessen**
  Kleinere Portion polarisierter Reis mit etwas rohem oder polarisiertem Gemüse

- **Abendmeditation**
  Zehn Minuten Meditation oder Stille als Dank für die schmackhafte, gesunde Ernährung.

Die Rezepte sowie die detaillierte Wirkung der einzelnen Lebensmittel und Teesorten finden sich im zweiten Teil dieses Buches (siehe Seite 41 ff.).

Nach der Reiswoche: Umstellung auf die polarisierte Gleichgewichtsernährung

Die in diesem Titel vorgestellte Reiswoche (siehe Seite 34 ff.) hat das Ziel, die Umstellung der Essgewohnheiten zur polarisierten Gleichgewichtsernährung zu erleichtern, wobei die polarisierte Ernährung bewusster, gesünder, energiereicher und wohlschmeckender ist und innerhalb kürzester Frist eine körperliche, geistige und seelische Balance bewirkt. Durch diese Ernährung, die auf polarisiertem Reis, Obst, Gemüse, feinen Getreidesorten und hochwertigen Eiweißprodukten basiert, gestaltet sich eine jede Mahlzeit erheblich abwechslungsreicher. Trotzdem sind alle Speisen schnell zubereitet und somit kein zusätzlicher Stressfaktor in dieser hektischen Welt.

Es werden in diesem Buch bewusst keine detaillierten Rezepte und Vorschriften gegeben, denn ein jeder soll lernen, selbst zu erkennen, was ihm zuträglich ist. Darum ist es wichtig, keine festgelegten Regeln zu übernehmen, sondern mit Intuition die Reaktionen des eigenen Körpers auf die Nahrung zu beobachten.

Natürlich sollten die einzelnen Speisen in Ruhe und mit Liebe gekocht werden. Beim Essen ist dann für eine harmonische Atmosphäre zu sorgen. Jeder Bissen sollte mindestens dreißig Mal gekaut werden. Dadurch entwickelt sich ein verfeinertes Geschmacksempfinden, doch es können vor allem die Nährstoffe im Körper effizient verarbeitet werden.

Die im folgenden zweiten Teil des Buches aufgeführten Nahrungsmittel haben einen hohen Stellenwert in der polarisierten Gleichgewichtsernährung. Sie lassen sich nach den im Rezeptteil (siehe Seite 98 ff.) aufgeführten Grundrezepten zubereiten, doch auch hier gilt: Jeder sollte auf seine eigenen Bedürfnisse achten und ein Gefühl dafür entwickeln, welche Nahrungsmittel dem Körper besonders guttun.

TEIL 2

Bestandteile der polarisierten Gleichgewichtsernährung

Die polarisierte Gleichgewichtsernährung, die neben dem Reis auf einer vegetarischen Kost aus Getreide, Obst, Gemüse sowie eiweißhaltigen Pflanzenprodukten basiert, ist ein Geschenk der Erde. Denn die Erde ist um das körperliche, seelische und geistige Wohl der Menschen besorgt und versorgt aus diesem Grund jeden Einzelnen mit all den Nahrungsmitteln, die für sein Wohl erforderlich sind – wie einer Mutter das Wohl ihrer Kinder am Herzen liegt.

Sämtliche pflanzlichen Nahrungsmittel, die auf dieser Erde vorhanden sind, dienen und nutzen dem Aufbau wie auch dem Erhalt unseres Körpers. Sie stellen somit die essenzielle Basis für einen gesunden Körper, einen klaren Geist und eine reine Seele dar. Das ist ein grundlegendes Naturgesetz, über das bereits in vielen jahrtausendealten Schriften berichtet wird. Die moderne Forschung erkennt an, dass diese spirituellen Überlieferungen viel universelle Wahrheit enthalten. Zudem haben Studien mittlerweile bestätigt, was die Weisen früherer Zeiten intuitiv erkannt hatten.

Getreide – höchstes Gut vom Himmel

Neben dem Vollkornreis sind noch weitere Getreidesorten wie zum Beispiel Hirse, Gerste, Roggen und Buchweizen dem Reis-Gleichgewicht am nächsten. Zum anderen findet der Mensch im Getreide die höchste pflanzliche Entwicklung, die es auf unserem Planeten gibt. Das Einzigartige an diesem Getreide ist seine kompakte Verbindung aus Frucht und Samen in einer Form, nämlich dem essbaren Korn. Somit sind der Anfang, die Saat, und das Ende, die Frucht, auf wunderbare Weise in dieser Pflanze vereint. Wer Getreide isst, genießt somit die gesamte Pflanzenwelt in ihrer vollkommenen Entwicklung.

Gewöhnliche Früchte, die nicht so hoch entwickelt sind wie das Getreide, weisen hingegen eine klare Trennung zwischen Frucht und Saat auf. Viele Früchte sind oft sehr wässrig und werden entsprechend schnell faul und verderben sehr bald. Getreidekörper dagegen haben eine sehr große Lebenskraft, so dass sie viele Jahre, ja gar Jahrtausende gelagert werden können und dann immer noch wachsen, wenn sie ausgesät werden. So gesehen ist das Getreidekorn die beste lebende Konserve der Natur.

Dass das Getreide als das Rückgrat der polarisierten Gleichgewichtsernährung gilt, liegt unter anderem an dem unglaublichen Schatz an wichtigen Nährstoffen für den Menschen. So besteht Vollgetreide zu 85 Prozent aus Nährstoffen, verglichen mit anderen Lebensmitteln, die nur 10 bis 20 Prozent enthalten. Durch den geringen Wassergehalt sind sie zudem besonders gut haltbar und lagerfähig. Neben den zahlreichen Nährstoffen besitzt Getreide jedoch auch eine Vielzahl an Wirkstoffen, die sich förderlich auf die Gesundheit auswirken, was allerdings stark vom jeweiligen Getreide abhängt; die Schwankungen sind hier recht hoch. Die folgenden Werte stellen somit einen Mittelwert dar:

Ballaststoffe: 1 bis 13 Prozent
Eiweiß: 7 bis 150 Prozent
Kohlenhydrate: 55 bis 75 Prozent
Mineralstoffe: 1 bis 4 Prozent
Wasser bis 13 Prozent

Die Kohlenhydrate sickern nach dem Verzehr des Getreides langsam ins Blut, die Vielfachzucker werden im Körper dann so aufgespalten, dass sie einerseits einen hohen Sättigungsgrad haben, andererseits den Körper über längere Zeit mit Energie versorgen und den Blutzuckerspiegel auf einem gleichmäßigen Niveau halten. Während Vollkornbrot aus gutem Getreide den Menschen mit lebenswichtigen Vitaminen, Mineralstoffen und Spurenelementen versorgt, ist Brot aus Weißmehl inhaltlich mehr oder weniger leer und sollte nach Möglichkeit nicht verzehrt werden. Aus den unterschiedlichen Getreidesorten wie zum Beispiel Dinkel, Hafer, Weizen oder Roggen lässt sich qualitativ sehr hochwertiges Mehl herstellen, das sich dann innerhalb der polarisierten Gleichgewichtsernährung positiv nutzen lässt.

Als schonendste Methode zur Mehlgewinnung empfiehlt es sich, das Getreide mit Steinen zu mahlen. Viele Bioläden oder Reformhäuser bieten an, Mehl frisch zu mahlen. Dieses frisch gemahlene Mehl aus lebendigen, d.h. noch keimfähigen Vollkorngetreidekörnern, enthält, insofern es unmittelbar nach dem Mahlen verarbeitet wird, nicht nur das vollständige, feine Aroma und den äußerst hohen Nährwert des Getreides, sondern auch den lebensspendenden Geist und somit die gesamte Lebensenergie des Getreides.

Je frischer das Getreide verarbeitet wird, desto besser kann sich nicht nur der wunderbare, aromatische Geschmack entfalten, sondern auch die Fülle von Wirkstoffen, wodurch der Mensch eine hervorragende Verdauung erhält und sich körperlich und geistig wohl fühlt und in Balance kommt.

Nachfolgend sind nun also die Getreidesorten aufgeführt, die in der polarisierten Gleichgewichtsernährung als energetisch besonders hochwertig gelten. Sie lassen sich anhand des Grundrezepts zubereiten und sind überaus bekömmlich und geschmackvoll. Und natürlich tragen sie zum Erlangen des körperlichen, geistigen und seelischen Gleichgewichts bei. Das hier aufgeführte Getreide lässt sich in Kombination mit Obst, polarisiertem Gemüse und hochwertigen Eiweißprodukten einfach und schnell zubereiten, so dass der tägliche Speiseplan nicht nur schmackhafter, sondern auch kräftigend für Körper, Geist und Seele wird. Damit das Getreide in Verbindung mit der polarisierten Gleichgewichtsernährung seine stärkende Wirkung entfalten kann, sollte es regelmäßig, d.h. täglich, gegessen werden.

Zubereitung von polarisiertem Getreide – geeignete Sorten

Das Rezept für das energetisch hochwertige, polarisierte Getreide basiert auf der gleichen Zubereitung wie das Rezept für den polarisierten Reis (siehe S. 35). Folgendes Getreide lässt sich ebenfalls polarisieren: Kamut-Nudeln, Dinkel- und Vollkornnudeln sowie Buchweizen und Hirse. Abschließend mit Gomasio und einigen Tropfen Tamari gewürzt, ist dies das schnellste, schmackhafteste und köstlichste Getreiderezept der Welt.

Buchweizen

Heilwirkung: Buchweizen entgiftet den Körper, kräftigt die Venen und stärkt die Nerven.

Ursprünglich kommt Buchweizen aus Nepal, wurde später in ganz Asien gezogen und zählt auch heute noch sowohl in China als auch in Russland mit zum wichtigsten Volksnahrungsmittel. Von den Tataren und Nomaden wurde er dann nach Europa gebracht. Aber auch in der modernen Vollwertküche findet er immer mehr Befürworter.

Buchweizen ist ein heißes, stark pluspoliges Nahrungsmittel. Das bedeutet, dass er vor allem im Winter, wenn es kalt ist, dem Körper Wärme spendet, ihn generell mit Plusenergie versorgt und dementsprechend die Nerven stärkt. Buchweizen wird vorzugsweise zur Vorbeugung gegen Arthrose empfohlen und zur Entgiftung verwendet. Darüber hinaus hilft der Buchweizen besonders geschwächten Menschen.

Buchweizen eignet sich gut zum Kochen und Braten, nicht aber zum Backen, weil er keinen Kleber enthält.
Inhaltsstoffe: 72 Prozent Kohlenhydrate, aber nur 1,7 Prozent Fett, Ballaststoffe, Eiweiß, ferner reichlich Eisen, Kalzium, Magnesium, Kieselerde, viel Vitamin E. In seiner biologischen Wertigkeit übertrifft das Buchweizeneiweiß alle anderen Getreidearten.

Dinkel

Heilwirkung: Der Dinkel heilt den Kranken von innen heraus.
Bereits vor gut dreitausend Jahren wurde der Dinkel in Asien, seinem Ursprungsland, kultiviert. Nachdem sich die heilende Wirkung dieses Getreides über die Länder verbreitete, wurde er auch in weiten Teilen Europas angebaut. Dass er in Deutschland seit langem weit verbreitet und beliebt ist, zeigen Ortsnamen wie zum Beispiel Dinkelsbühl: Das Städtchen hat drei Dinkelähren im Stadtwappen. Besonders bekannt wurde der Dinkel allerdings erst durch die heilige Hildegard von Bingen, die seine besondere Heilkraft erkannte. So schrieb sie: »Der Dinkel verschafft seinem Esser rechtes Fleisch und rechtes Blut und verleiht einen frohen Sinn. Die Seele des Menschen macht er froh und voller Heiterkeit.« Hildegard, auf die zahlreiche Rezepte mit Dinkel zurückgehen, pries den Dinkel weiters: »Wenn jemand von Krankheit geschwächt ist, dass er vor Schwäche nicht einmal mehr essen (beißen) kann, dann nimm frisch gemahlenes Dinkelmehl, koche eine Suppe, füge eine Prise Salz und Butter hinzu, wodurch das Essen noch ein wenig schmackhafter wird und der Kranke es lieber isst. Das gib

dem Kranken zu essen, und es heilt ihn von innen heraus.«
Für Hildegard war Dinkel ein großartiges Heilmittel; insgesamt wusste sie 17 besondere Vorzüge zu nennen. Einer lautet, dass bei der Verdauung im Körper die gespeicherte Sonnenenergie des Dinkels wieder frei wird. Diese Pflanzenwärme bedeutet eine wichtige Energiequelle für alle Körperzellen. Hildegard spricht in diesem Zusammenhang von »beseelender Pflanzenwärme«.

Wird der Dinkel in halbreifem Zustand, in der sogenannten Milchreife, geerntet, und röstet man die Ähren einige Stunden in einer Darre, so ergeben die getrockneten Körner den bekannten Grünkern.

Inhaltsstoffe: Dinkel enthält 56 Prozent Stärke, 11,6 Prozent Eiweiß, 2,7 Prozent Fett und Mineralstoffe. Er enthält mehr Vitamine und Mineralstoffe als der beste Weizen. Im Gegensatz zum Buchweizen besitzt der Dinkel einen hohen Klebergehalt, wodurch er sich außergewöhnlich gut zum Brotbacken eignet.

Gerste

Heilwirkung: Gerste wirkt beruhigend bei akuten Reizungen von Magen und Darm.

Die Gerste ist neben dem Weizen das älteste Getreide der Menschheit. Sie findet bereits in der griechischen Mythologie Erwähnung, und in der »Odyssee« nannte Homer das Gerstenmalz »das Mark der Männer«. Platon bezeichnet im »Idealen Staat« Gerste und Weizen als die wichtigsten Nahrungsmittel. In der Schule des Pythagoras wurden mit größter Konzentration und Wachheit des Verstandes mathematische Lehrsätze entwickelt, die heute noch gültig sind. Doch auch in anderen Kulturkreisen spielte die Gerste eine wichtige Rolle und wurde z.B. bei den indogermanischen Völkern sogar als kleinstes Gewichts- und Längenmaß herangezogen. Auch heute noch hat allein der Anblick eines Gerstenfelds, das sich sanft im Sommerwind wiegt, eine beruhigende Wirkung auf den Menschen; es lässt das Herz höher schlagen und entspannt das ganze Gemüt.

Von allen Getreidearten hat die Gerste die kürzeste Wachstumszeit, nämlich nur rund 110 Tage. Wegen ihrer Widerstandsfähigkeit gedeiht sie nahezu in jedem Klima der Erde – von den Tropen bis zum Himalaja. Für die menschliche Ernährung sind drei Eigenschaften des Gerstenkorns wesentlich: die Malzbildung, der hohe Gehalt an Kieselsäure sowie die Schleimbildung beim Kochen. Gerstenbrei wirkt beruhigend bei akuten Magen- und Darmreizungen.

Bei der Gerste ist der Spelz fest mit dem Korn verwachsen. Aus diesem Grund muss dieser Spelz überaus mühsam entfernt werden, was oftmals nicht ohne Verlust der Keimlinge und Verletzen des Korns möglich ist. Es wurde aus diesem Grund eine spelzfreie Nacktgerste gezüchtet – ein besonders wertvolles Vollkorn.

Inhaltsstoffe: Gerste enthält 57 Prozent Stärke, 9 Prozent Ballaststoffe, 2,1 Prozent Fett, aber auch Eiweiß, Kieselerde, Kalium, Kalzium, Magnesium, Kupfer, Zink sowie drei B-Vitamine.

Heilwirkung: Hafer ist außerordentlich belebend.
Es gibt weltweit viele geschichtliche Überlieferungen, die von der körperlichen und geistigen belebenden Wirkung des Hafers berichten. In der »Edda« wird Hafer als Speise der Götter bezeichnet und stellte in Nordeuropa besonders für die Germanen, aber auch für die Kelten die beliebteste Körnerfrucht dar. Und auch die Griechen liebten den Hafer, und zwar besonders als Volksmedizin. Später setzte sich Pfarrer Kneipp in vielen Schriften für einen gesteigerten Verzehr von Hafer ein. Als Fachmann in Sachen Gesundheit war ihm natürlich nicht entgangen, dass Hafer außerordentlich belebend wirkt und vital und lebensfroh macht. Kneipp wusste Hafer nicht nur als Nahrungsmittel, sondern auch als Tee zu schätzen und empfahl besonders nervösen Menschen einen Abendtee aus grünem Hafer; er wird kurz vor der Blüte geerntet und ist einem guten Schlaf besonders förderlich. Wie positiv sich der Hafer auf die Gesundheit auswirkt, konnte Kneipp auch an den Schweizer Bergbäuerinnen erkennen. Sie stampften und entspelzten zur täglichen Nahrung frischen Hafer und kochten ihn zu Brei. »Diese Frauen«, so weiß ein Pfarrer und Zeitgenosse zu berichten, »waren kräftig und seelisch sehr stark.«
Hafer, ein Konzentrat aus Nähr- und Heilstoffen, gedeiht auf fast jedem Boden. Er gibt Wärme und Energie und diente einst körperlich schwer arbeitenden Menschen nicht nur als Nahrungsmittel, das Kraft gibt, sondern auch Mut.
Inhaltsstoffe: Hafer ist dank seiner wertvollen Inhaltsstoffe

ein wahrer Energiespender. Er enthält 12 bis 20 Prozent Eiweiß, 65 Prozent Kohlenhydrate und erheblich mehr Eisen, Zink, Kalzium, Mangan und Silizium als andere Getreidesorten.

Hirse

Heilwirkung: Hirse macht generell stark und schön.
Hirse ist weltweit eines der ältesten Getreide, das von den Menschen seit alters her kultiviert wird, und zwar sowohl in Afrika als auch in Europa und im Fernen Osten. In Deutschland hatte Hirse im ganzen Mittelalter eine wichtige Bedeutung und wurde schon damals abwechslungsreich zubereitet. Hirse wird gerne mit Fruchtbarkeit und Fülle in Verbindung gebracht und stand immer als Symbol für kraftspendende Nahrung, die auch in schlechten Zeiten noch zur Verfügung steht.
Das Hirsekorn ist das kleinste unter den Getreidekörnern, ist aber wie Dinkel, Gerste und Hafer ein Spezialgetreide und muss entsprechend verarbeitet werden. Das vorsichtig entspelzte, runde, kleine, goldene Korn mit Keim wird im Gegensatz zu Hirsegraupen und -flocken, die entkeimt und industriell behandelt werden, immer noch als Vollkorn betrachtet. Hirse gilt heute als Geheimtipp für alle Menschen, die in zunehmendem Alter an irgendwelchen Mangelerscheinungen leiden wie Haarausfall, brüchige Fingernägel, Erschlaffen der Haut usw. und verleiht dem Menschen seine ursprüngliche Stärke und Schönheit zurück.
Inhaltsstoffe: Da es eine Vielzahl von unterschiedlichen Hirsesorten gibt, die in unterschiedlichen Klimazonen angebaut werden, ist es nicht möglich, die Inhaltsstoffe ein-

heitlich zu bestimmen. Allein der Eiweißgehalt schwankt manchmal zwischen 5 und 15 Prozent. Hirse hat den höchsten Fettgehalt, weist aber auf der anderen Seite einen niedrigeren Ballaststoffgehalt als andere Getreidesorten auf. Generell ist Hirse reich an fast allen Mineralien und Spurenelementen sowie an Kieselerde.

Mais

Heilwirkung: Mais ist hilfreich bei Darm- und Nierenleiden.
Als Christoph Kolumbus Amerika entdeckte, lernte er den Mais kennen, der dort seit über 6000 Jahren als Nutzpflanze Verwendung fand und das Hauptnahrungsmittel der Azteken, Mayas und Inkas darstellte. Sie verehrten den Mais sehr, weil sie davon ausgingen, dass er vom Himmel stammte. Kolumbus brachte den Mais dann zwar mit nach Europa, wo er jedoch nur als Zierpflanze angebaut wurde. Erst durch portugiesische Seefahrer gelangte der Mais als Nahrungsmittel dann über Asien nach Europa. Doch nirgendwo auf der Welt hat der Mais eine so wichtige kulturelle und religiöse Bedeutung wie bei den Indianern. Und so ist es denn kein Wunder, dass bis heute der beste Mais aus Amerika kommt.
Auch eine Vielzahl von köstlichen Maisgerichten stammt von den Indianern, die bereits vor Jahrtausenden eine üppige Speisekarte mit köstlichen Maisgerichten hatten. Sie wussten auch, dass sie Mais zusammen mit Bohnen verzehren mussten, um die optimale Proteinversorgung zu gewährleisten, da beide gemeinsam 100 Prozent Eiweiß enthalten. Kommen Tomaten hinzu, werden die noch feh-

lenden Mineralien und Vitamine ergänzt. Aufgrund dieser Erkenntnisse bauten die Indianer Mais, Bohnen und Tomaten auf nur einem einzigen Feld an. Außerdem glaubten die Indianer an die heilenden Kräfte von Mais und nutzten ihn medizinisch zur Reinigung von Blase und Nieren oder auch bei Darmleiden.
Inhaltsstoffe: Mais enthält bis zu 65,4 Prozent verwertbare Kohlenhydrate, 9,2 Prozent Eiweiß, 10 Prozent Ballaststoffe, 3,8 Prozent Fett und 1,3 Prozent Mineralstoffe und ist somit etwas ärmer an Inhaltsstoffen als andere Getreidesorten. Für Menschen, die das Klebereiweiß, das in unserem heimischen Getreide vorkommt, nicht vertragen, ist der Mais dennoch ein wahrer Segen.

Roggen

Heilwirkung: Der Roggen stärkt Magen und Darm, Knochen und Muskeln.
Roggen wurde immer als ein besonders wertvolles, ja fast schon geheimnisvolles Getreide betrachtet. So wächst er in Vorderasien noch auf über 2000 Meter Höhe, also in Regionen, in denen kein Weizen mehr gedeiht. Aus diesem Grund wird er auch gern als »Kind des Gebirges« bezeichnet. Der Roggen hat aber zudem eine Sonderstellung inne, weil ihm eine ganz besondere Beziehung zu jenem Ätherbereich zugeordnet wird, in dem sich Licht, Luft und Kühle vereinen – weshalb er symbolisch als »Kämpfer, der ans Licht strebt« gilt. Wer im Sommer einmal Roggenhalme beobachtet und gesehen hat, wie die langen, geschmeidigen Halme im Wind schwingen, der weiß auch, was damit gemeint ist. Der Roggen stellt keine besonderen Ansprüche

an den Boden, ist sogar winterfest, verträgt jedoch nicht zu viel Nässe. Obwohl er relativ anspruchslos ist, enthält er wichtige Baustoffe, wie z.B. die Aminosäure Lysin, die in fast allen Getreidesorten nur in geringem Maße vorkommt, die aber für die Stärkung des Immunsystems zuständig ist und das Wachstum der Knochen unterstützt.
Inhaltsstoffe: Roggen enthält 11,6 Prozent Protein und weist im Vergleich zu anderen Getreidesorten einen hohen Gehalt an der essenziellen Aminosäure Lysin auf. Roggenmehl gilt auch als Hauptlieferant von Spurenelementen und besonders wichtigen B-Vitaminen sowie von Kalium, Eisen, Zink, Mangan und Magnesium.

Weizen

Heilwirkung: Weizen regt generell den Darm an, nährt die Nerven und wirkt Stress entgegen. Der ballaststoffreiche Vollweizen wird bei rheumatischem Fieber, Arthritis und auch bei bestimmten Krebsarten empfohlen.
Die Herkunft des Weizens liegt im Verborgenen. Sicher ist allerdings, dass der Weizen wahrscheinlich das erste Getreide ist, das je kultiviert wurde. Er wird deshalb auch gern als »die Mutter unseres Brotes« bezeichnet. Von Anfang an galt der Weizen als etwas Mystisches; die Menschen, die ihn aßen, betrachteten ihn als eine ganz besondere Gabe Gottes. Der Anthroposoph Rudolf Steiner ging davon aus, dass die Strahlen der Sonne durch die Weizenhalme zum Mittelpunkt der Erde ziehen. Für ihn hatte der Weizen eine derart starke Verbindung zur Sonne, dass er die hohen, geraden Weizenhalme als »Lichtpfeile« bezeichnete. Was damit gemeint ist, lässt sich gut nachvollziehen, wenn die

Spätnachmittagsonne sanft ihre Strahlen auf den Weizen wirft, der dann in goldenem Licht erstrahlt.
Inhaltsstoffe: Vollkornweizen enthält 74–59 Prozent Kohlenhydrate, 14 Prozent Eiweiß, 2 Prozent Fett und 1,8 Prozent Mineralstoffe. Weizen enthält zudem diverse Vitamin-B-Komplexe sowie viel Vitamin E und Beta-Carotin.

Gemüse – Kinder des Lichts

Neben Getreide spielen auch die verschiedenen Gemüsesorten in der polarisierten Gleichgewichtsernährung eine wichtige Rolle; sie alle lassen sich gut während einer Reiswoche nutzen. Frisches Gemüse ist so empfehlenswert, weil es in konzentriertester Form viele lebenswichtige Schutz-, Wirk- und Nährstoffe enthält. Darüber hinaus werden dem Körper durch Gemüse auch zahlreiche Ballaststoffe zugeführt. Damit sich das Gemüse vollends in seiner Wirkung entfalten und den Menschen in seine körperliche, geistige und seelische Balance bringen kann, sollte möglichst täglich frisches Gemüse, und zwar aus biologischem Anbau, auf dem Speiseplan stehen. Bioprodukte sind vorzuziehen, da beim konventionellen Anbau mit Düngemitteln nicht nur wichtige Inhaltsstoffe verloren gehen, sondern durch die chemische Verarbeitung auch viele Giftstoffe ins Gemüse gelangen. Biogemüse wird ohne künstlichen Dünger und Schädlingsbekämpfungsmittel gezogen und auf Boden angebaut, der schon seit mehreren Jahren nicht mehr chemisch gedüngt wurde. Der erhöhte Arbeitsaufwand bei der

Zucht von Biogemüse erklärt dann den relativ hohen Preis. Dennoch lohnt es sich, etwas tiefer in die Tasche zu greifen, denn Biogemüse und natürlich auch Obst ist wesentlich geschmacksintensiver; seine Farbe ist satter, und es weist mehr Inhaltsstoffe auf – und weniger Gift. Darüber hinaus bleibt es länger frisch und eignet sich zum Einlagern und Fermentieren, da es nicht so schnell fault. Schon bei der Zubereitung fällt das herrliche Aroma dieses Gemüses auf. Am gesündesten – und natürlichsten – ist es, das Gemüse der Saison zu verzehren, das in unseren Breiten wächst. Es kommt dann erntefrisch auf den Teller.

Allgemeine Zubereitung von Gemüse

Bei der Zubereitung von Gemüse bieten sich generell zwei Möglichkeiten an: dünsten mit wenig Wasser oder polarisieren. Beim Dünsten tritt natürlich keine Polarisierung ein. Es reicht gedünstetes Gemüse jedoch völlig aus, wenn es mit polarisiertem Reis oder Getreide verzehrt wird. Bei der Zubereitung sind die ersten Schritte für gedünstetes Gemüse und für Reis identisch.

Das Gemüse sollte vor dem Verzehr gründlich gewaschen werden. Ein kleines Gemüsebürstchen bietet sich dazu an. Keinesfalls sollte das Gemüse länger im Wasser liegen. Anschließend wird das Gemüse – falls erforderlich – *geschält*.

Das Gemüse muss nun *geschnitten* werden. Es bietet sich an, das Schneidebrett und das scharfe Gemüsemesser vor dem

Gebrauch mit Wasser zu befeuchten. Auf diese Weise tritt weniger Gemüsesaft aus, der ansonsten verloren ginge. Außerdem wird das Holzbrett nicht in Mitleidenschaft gezogen. Geschnitten wird stets mit nach innen gekrümmten Fingern. Auf diese Weise lässt es sich vermeiden, dass man sich in die Finger schneidet. Außerdem lässt sich das Tempo steigern, und die Stücke werden gleichmäßig groß. Das Gemüse sollte so geschnitten werden, dass es auch für das Auge ein Genuss ist. Der Kreativität sind keine Grenzen gesetzt: diagonal in dickeren oder dünneren Scheiben, in Zündholzform, halbmondförmig, in drei- oder rechteckige Stücke, in Würfel oder zu kleinen Schnetzeln gespitzt wie ein Bleistift. Wichtig ist, dass alle Gemüsestücke einer Sorte die gleiche Größe aufweisen, damit sie auch gleich gar werden.

Das Dünsten von Gemüse

Das fertig geschnittene Gemüse wird nun in wenig Wasser gedünstet, wobei darauf zu achten ist, dass es nicht zu weich wird und zerkocht. Wer sich nicht sicher ist, wie lange die Garzeit beträgt, sollte also besser zwischendurch nachsehen. Anschließend wird das Gemüse nach Belieben gewürzt.

Die Zubereitung von polarisiertem Gemüse

Man verwendet am besten eine Gemüsepfanne, die erhitzt und *leicht* mit Sesamöl eingepinselt wird. Das Gemüse wird in die heiße Pfanne gegeben und mehrmals gewendet, da-

mit sich die Poren auf allen Seiten schließen. Beim Wenden gilt es, Vorsicht walten zu lassen, denn sonst zerfällt das Gemüse.
Anschließend wird ein wenig Wasser zugegossen und die Hitzezufuhr reduziert. In einer Pfanne aus Gusseisen entfällt das Aufgießen in der Regel, das Gemüse gart dann bei kleiner Flamme im eigenen Saft. Die Pfanne ist dazu mit einem Deckel abzudecken, damit die Flüssigkeit nicht verdampft. Erst wenn das Gemüse gar ist – auch bei dieser Art der Zubereitung sollte es noch bissfest sein –, wird es mit energetisch pluspoligen Gewürzen lecker gewürzt, nämlich mit Gomasio, Kräutern und einer Spur Cayennepfeffer.

Es empfiehlt sich, nach Möglichkeit gegartes Gemüse am Abend und rohes Gemüse am Mittag zu verzehren, da gegarte Nahrung sich nachts besser verdauen lässt als Rohkost.

Himmlisches Gemüse für die polarisierte Gleichgewichtsernährung

Für die polarisierte Gleichgewichtsernährung werden allgemein folgende Gemüsesorten besonders empfohlen:

Blumenkohl

Heilwirkung: Blumenkohl ist hilfreich bei Magen- und Darmbeschwerden, außerdem bei Diabetes, Asthma, Nierenleiden, Arthritis und Blasenschwäche.
Im 16. Jahrhundert sollen Mönche aus Zypern Blumen-

kohlsamen mit nach Italien gebracht haben. Dort wurde er kultiviert und war jahrhundertelang eines der Lieblingsgemüse der Italiener, bevor er dann nach Deutschland kam. Auch hier ist das Gemüse sehr beliebt, da es wegen seiner zarten Zellstruktur gut bekömmlich ist.
Nur bei einer Schilddrüsenüberfunktion sollte wegen des hohen Jodgehalts nicht zu viel davon gegessen werden.
Inhaltsstoffe: Blumenkohl enthält etwas Beta-Carotin, V-Vitamine und ganz frisch viel Vitamin C. Neben Phosphor, Kalium, Kalzium, Magnesium, Natrium und Eisen finden sich auch die seltenen Spurenelemente wie Zink, Kupfer, Jod und Fluor.

Brokkoli

Heilwirkung: Brokkoli ist sehr gut für Nerven, Haut und Augen.
Brokkoli und der Blumenkohl haben den gleichen Stammbaum, weshalb sie auch einen ähnlichen Geschmack aufweisen. Der Brokkoli ist allerdings würziger als sein Artgenosse.
In Deutschland wurde Brokkoli bereits von den Römern angebaut. Unter dem Namen »Spargelkohl« taucht er sehr früh in alten Kochbüchern auf, wo er auf unterschiedliche Weise zubereitet wurde.
Inhaltsstoffe: Brokkoli enthält – bei gleichen Kalorien wie Blumenkohl – ca. fünfmal so viel Kalzium, zweimal so viel Eisen und auch ein Mehr an Carotin und Vitamin C. Darüber hinaus ist er ein Lieferant für Vitamin C, Vitamin B, Folsäure und Kalium.

Chinakohl

Heilwirkung: Der gut verträgliche Chinakohl ist bei Magenbeschwerden hilfreich.
In China wird dieses Gemüse unter dem Namen »Zahn des weißen Drachen« bereits seit ca. 2000 Jahren angebaut. Die Chinesen sind wahre Künstler in der Zubereitung dieses Kohls und kennen über hundert Varianten. Nach Europa kam der Chinakohl erst Ende des 19. Jahrhunderts, hatte aber seine Mühe, sich als Gemüse wirklich durchzusetzen.
Generell ist Chinakohl unkompliziertes wie auch wertvolles Gemüse, das besonders gut von Menschen vertragen wird, die einen empfindlichem Magen haben. Chinakohl lässt sich sehr gut mit anderen Gemüsesorten kombinieren.
Inhaltsstoffe: Chinakohl weist einen hohen Vitamin-C-Gehalt auf, zudem viel Vitamin B, Kalium, Natrium, Magnesium, Eisen und Phosphor. Besonders bemerkenswert sind seine hochwertigen Aminosäuren.

Chicorée

Heilwirkung: Chicorée regt den Stoffwechsel und die Verdauung an und senkt den Cholesterinspiegel und den Blutdruck.
Der Chicorée war bereits bei den Griechen und Römern als Gemüsepflanze beliebt und wurde auch wegen seiner Heilkräfte geschätzt.
Chicorée ist einer der bittersten und gleichzeitig einer der feinsten unter den Blattsalaten. Besonders im Winter in der salatarmen Zeit bietet er sich wegen seiner vielen Vitamine

als Alternative an. Chicorée soll immer kühl und dunkel aufbewahrt werden, damit er nicht grün wird. Am besten lagert man ihn im Gemüsefach des Kühlschranks, wo er bis zu einer Woche liegen kann.
Inhaltsstoffe: Chicorée ist reich an Vitaminen, Mineralien, Kalium, Kalzium, Magnesium, Phosphor und Eisen.

Gemüsebohne

Heilwirkung: Die Gemüsebohne fördert die Verdauung.
Als Gemüse wurde sie bereits vor 6000 Jahren in Mittel- und Südamerika kultiviert und auch in Europa schon während des Altertums sehr geschätzt. Mittlerweile lässt sich dieses feine Gemüse aus der Hausmannskost gar nicht mehr wegdenken; es wird jedoch auch in der Haute Cuisine hoch geschätzt. Rohe oder nur blanchierte grüne Bohnen enthalten allerdings Giftstoffe. Diese Toxine werden erst durch das Kochen oder Dünsten unschädlich gemacht, was bei der Zubereitung natürlich beachtet werden sollte.
Inhaltsstoffe: Die Gemüsebohne enthält wertvolle Kohlenhydrate, durch die Kalium, Kalzium, Eisen, Magnesium und Phosphor aufgenommen werden, und auch Niacin, Folsäure und Vitamin C.

Grünkohl

Heilwirkung: Grünkohl wirkt als wahrer Kraftprotz gut bei grippalen Infekten. Seine schwefelhaltigen Substanzen stehen im Ruf, sogar bei Lungenkrebs zu helfen.
Grünkohl wurde früher in Deutschland vor allem an der Küste angebaut, wird mittlerweile jedoch im ganzen Land

gern gegessen. Er gilt als typisches Wintergemüse. Sobald der erste Frost übers Land geht, schließt sich das Zellgewebe des Grünkohls auf, so dass sein Geschmack milder wird. Generell gilt Grünkohl wegen seiner Fülle an Nähr- und Wirkstoffen als eines der wertvollsten Gemüse.
Inhaltsstoffe: Grünkohl enthält Chlorophyll in Verbindung mit Magnesium, Beta-Carotin, mehrere B-Vitamine, das seltene B_6, Vitamin C, Kalium, Kalzium, Phosphor und Eisen.

Gurke

Heilwirkung: Die Gurke verwöhnt und pflegt die Haut.
Ob die Gurke ursprünglich aus Indien oder aus Thailand stammt, ist bis heute noch nicht vollständig geklärt. Gegessen wird sie jedenfalls in beiden Ländern gleich gerne. Außerdem lässt sich dieses Gemüse in vielerlei Hinsicht verwenden: Wie keine andere Gemüsepflanze erfrischt die knackige, saftige Gurke besonders in den heißen Sommermonaten als Salat. Sie verwöhnt und pflegt die Haut als Gesichtsmaske. Als eingelegte Gurken ist das Gemüse ganzjährig nicht nur lecker, sondern auch appetitanregend.
Inhaltsstoffe: Gurken enthalten reichlich Kalium und Magnesium, haben den höchsten Basenüberschuss und sind wassertreibend. Darüber hinaus weisen sie Bitterstoffe, Beta-Carotine und Vitamin C auf.

Karotte

Heilwirkung: Die Karotte hilft bei Verdauungsbeschwerden und hebt die Stimmung.
Bereits die Römer liebten Karotten – sie werden im Übrigen

auch Möhren genannt. Ihre Heilkraft wurde von berühmten Gelehrten wie Galeos von Pergamon, Dioskurides und Plinius gelobt, die auf den zahlreichen Vitaminen beruht. Der Leibarzt von Kaiser Ferdinand I., Dr. Matthiolus, bezeichnete sie als »freundliche und anmutige Speise, die lustig macht und leicht zu verdauen ist«.
Karotten können als Rohkost oder gekocht verzehrt werden. Der Geschmack von Karotten aus biologischem Anbau ist – wie bei allen Gemüsesorten – unvergleichlich besser.
Inhaltsstoffe: Karotten enthalten verschiedene wertvolle B-Vitamine, Folsäure, etwas Vitamin D, E und K, ätherische Öle, Eisen, Magnesium, Kalzium und Phosphor sowie Alpha- und Beta-Carotin.

Kartoffel

Heilwirkung: Die Kartoffel hilft bei Magenbeschwerden und Sodbrennen.
In Südamerika wurde die Kartoffel bereits vor 3000 Jahren kultiviert. Nach der Eroberung der Inka-Städte durch die Spanier wurde sie auch in Europa heimisch. In Deutschland wurde sie dann erst durch den Soldatenkönig Friedrich Wilhelm I. bekannt, der den Kartoffelanbau befahl. Er ließ die Saatknollen unter strenger Polizeiaufsicht einpflanzen und rettete im Siebenjährigen Krieg so seine Soldaten vor dem Verhungern. Sie gelten bis heute als die preiswerteste Vitamin-C-Quelle im Winter. Naturbelassen verzehrt haben Kartoffeln ihren höchsten Wert an hochwertigen Inhaltsstoffen.
Inhaltsstoffe: Kartoffeln enthalten ca. 20 Prozent Stärke und 2 Prozent hochwertiges Eiweiß; in Verbindung mit

einem Ei verzehrt decken sie den Bedarf an essenziellen Aminosäuren und 35 Prozent des Vitamin-C-Tagesbedarfs. Sie enthalten ferner Magnesium und Eisen, B-Vitamine, Fluorid, Phosphor, Kupfer, Zink und Kobalt.

Knollenfenchel

Heilwirkung: Fenchel zeigt besonders bei Husten und Blähungen gute Wirkung.
Bereits Hildegard von Bingen pries die Vorzüge des Knollenfenchels als heilkräftiges Mittel bei vielerlei Krankheiten. Aus Fenchel lassen sich auch wertvolle ätherische Öle gewinnen. Das Gemüse avancierte deshalb zum Star in allen Klostergärten. Wo es im Altertum Küchenkultur gab, stand Fenchel auf dem Speiseplan.
Inhaltsstoffe: Fenchel hat einen hohen Anteil an Kohlenhydraten, an Ballaststoffen, Carotin, Vitamin C, Vitamin B, Kalium, Kalzium, Phosphor und Eisen.

Kohlrabi

Heilwirkung: Die Blätter des Kohlrabi wirken generell kräftigend.
Die Römer liebten den Kohlrabi und bezeichneten ihn als »Caulorapa«. Sie erkannten intuitiv, was die Forschung heute bestätigt, dass nämlich nicht nur die Kohlrabiknolle zahlreiche Vitamine enthält, sondern dass der Vitamingehalt der Blätter zwei- bis dreimal so hoch ist. Im Mittelalter wurde der Kohlrabi dann auch in Deutschland heimisch. Im Frühjahr schmeckt er dünn geschält als Rohkost am besten.
Inhaltsstoffe: Kohlrabi enthält viel Vitamin C, Beta-Carotin,

diverse Mineralien, Phosphor, Kalium, Magnesium, Jod, Kalzium und Eisen und je nach Anbaugebiet auch Selen.

Kopfsalat

Heilwirkung: Kopfsalat beruhigt.
Salate erfreuen die Menschen bereits seit über 3000 Jahren und unterstützen ihre Gesundheit. Der Mythologie zufolge ist Salat eine Speise der Götter und Aphrodite geweiht. Geschätzt wurde er von den Griechen, Römern und Persern. Heute ist er aus einer sinnvollen Ernährung nicht wegzudenken. Eine große Schüssel voll grünem oder buntem Salat mit Avocadostücken, dazu ein Stück Ziegenkäse ist zusammen mit einem Vollkornbrot eine köstliche Abendmahlzeit, um den Tag gesund ausklingen zu lassen.
Inhaltsstoffe: Salat enthält hochwertiges Eiweiß und viele Ballaststoffe, Vitamine sowie viele andere Nährstoffe. Ca. 50 Prozent des Vitamin-C-Gehalts steckt in den Außenblättern, nur etwa 5 Prozent im Herz. Chlorophyll, Carotin und Kalzium sind in den äußeren Blättern ebenfalls reichlicher vorhanden.

Paprika

Heilwirkung: Die Paprika wirkt positiv auf Herz und Kreislauf, hilft bei Verdauungsschwäche und rheumatischen Beschwerden.
In Mittel- und Südamerika war die Paprika bereits ein Volksnahrungsmittel, bevor Kolumbus sie mit nach Spanien brachte. Von hier aus verbreitete sie sich über ganz Europa und ist heute von den Speisekarten vor allem der Mittel-

meerländer nicht wegzudenken. Auch in Deutschland ist Paprika sehr beliebt, was mit ihrem sehr hohen Vitamin-C-Gehalt zu tun hat. Alles in allem sind die Wirkungskräfte der Paprika faszinierend, wobei zu beachten ist, dass sie roh wertvoller ist als gekocht.
Inhaltsstoffe: Paprika enthält verschiedene ätherische Öle sowie Capsaicin, ein Stoff, der die Schärfe bewirkt. Außerdem weist sie Kalium, Kalzium, Magnesium, Phosphor und Eisen auf. Krebsschützendes Carotin ist in der reifen Paprika reichlich vorhanden.

Rosenkohl

Heilwirkung: Rosenkohl wirkt generell aufbauend und ist heilsam bei Verstopfung und Übersäuerung.
Zum ersten Mal wurde Rosenkohl 1821 in Brüssel beschrieben und heißt deshalb auf Englisch auch »Brussel sprouts« – Brüsseler Sprossen. Um sein volles Aroma zur Entfaltung bringen zu können, braucht der Rosenkohl wie der Grünkohl etwas Frost. Deshalb ist er ein köstliches Wintergemüse und versorgt den Menschen während der kalten Monate mit wichtigem Eiweiß.
Inhaltsstoffe: Rosenkohl enthält Vitamin C, Vitamin A und B, Kalium, Kalzium, Eisen, Magnesium, Natrium, Phosphor, aber auch viele Aminosäuren, die der Körper sehr gut aufnimmt.

Sellerie

Heilwirkung: Sellerie beruhigt die Nerven.
Bereits die Ägypter schätzten den Sellerie und gaben ihn den

Verstorbenen auf dem Weg ins Jenseits mit. Der Sagenheld Achilles kurierte mit Sellerie die Hufe seines lahmenden Pferdes, und Hippokrates sah im Sellerie ein heilbringendes Nahrungsmittel, das sich bei Nervenflattern empfiehlt. Aber auch das ätherische Öl, die Bitterstoffe (Appiin) und insulinähnlichen Hormone sind für den menschlichen Organismus heilsam. Besonders bemerkenswert ist der Vitamingehalt in den Blättern, die in der Naturküche gerne zu grünen Suppen verarbeitet werden.
Inhaltsstoffe: Sellerie ist reich an Vitaminen, Mineralien und Kalzium.

Spargel

Heilwirkung: Spargel wirkt harntreibend und antibakteriell.
In China wurde der Spargel bereits vor rund 5000 Jahren gegen Geschwüre, Harnverhaltung und Husten verordnet. Doch auch die Griechen und Römer schätzten ihn und bezeichneten ihn als »Schmeichelei für den Gaumen«. Und laut Hieronymus Bosch ist Spargel eine »Liebliche Speis für die Leckermäuler«. Heutzutage gilt Spargel als eine wahre Delikatesse.
Inhaltsstoffe: Spargel hat wenige Nährstoffe, dafür viele Ballaststoffe und Vitamine, nämlich Vitamin A, Vitamin-B-Komplex und Vitamin C, Eisen, Kalium, Phosphor, Kalzium und Jod.

Spinat

Heilwirkung: Spinat regt die Blutbildung an.
Der Spinat stammt aus dem persisch-arabischen Raum und fand wahrscheinlich seinen Weg über Spanien nach Europa. Wirklich schätzen gelernt hat man ihn allerdings erst im letzten Jahrhundert. Liebevoll und fantasievoll zubereitet, zählt der Spinat mittlerweile zu den Delikatessen. Darüber hinaus ist Spinat sehr gesund und wird in der Volksmedizin bei Blutarmut empfohlen. Auch wenn Spinat zu Tiefkühlkost verarbeitet wird, verliert er höchstens 20 Prozent seines Vitamin-C-Gehalts.
Inhaltsstoffe: Spinat enthält hochwertiges Eiweiß, zehn Vitamine und 13 Mineralstoffe. Er ist außerordentlich reich an Alpha- und Beta-Carotin sowie an Vitamin C. Darüber hinaus weist er neben Folsäure auch noch drei B-Vitamine sowie Bitterstoffe auf. Allerdings enthält er überdurchschnittlich viel Oxalsäure. Aus diesem Grund empfiehlt es sich, am gleichen Tag möglichst keine Milchprodukte zu sich zu nehmen.

Tomate

Heilwirkung: Tomaten fördern die Verdauung und regen die Blutbildung an.
Ursprünglich stammt die Tomate aus Südamerika, genauer gesagt aus Peru, und gelangte von dort nach Europa, wo sie allerdings über 300 Jahre lang vor allem als Zierpflanze in vornehmen Gärten wuchs. Erst dann avancierte sie zu einem beliebten Nahrungsmittel – von ihrer enormen Heilkraft ganz zu schweigen.

Inhaltsstoffe: Die Tomate ist randvoll mit den antitoxisch wirkenden Vitamin A, C, E und B. Darüber hinaus weist sie einen beachtlichen Kaliumgehalt auf und enthält auch reichlich Magnesium, Eisen, Kalzium, Phosphor, Kupfer, Kobalt, Zink und Nickel. Zudem liefert sie natürliche Hormone, Kortisone, ätherische Öle und Säuren.

Weißkohl

Heilwirkung: Weißkohl fördert Vitalität, stärkt Abwehrkräfte, wirkt blutverdünnend und entzündungshemmend. Der Kohlkopf galt bereits bei den Kelten und Germanen, aber auch bei Seefahrern und armen Bauern als Grundnahrungsmittel, um zu überleben. In schweren Zeiten hat Weißkohl so manchem das Leben gerettet.
Inhaltsstoffe: Weißkohl enthält lebensnotwendige Vitalstoffe wie Kalium fürs Herz, Eisen für das Blut und Kalzium für die Knochen. Er weist zudem Vitamin B und Vitamin C, Folsäure, etwas Carotin, etwas Eiweiß sowie Komponenten auf, die sogar vor Krebs schützen.

Wirsing

Heilwirkung: Der Wirsing ist ganzjähriger Vitaminlieferant. Die Herkunft des Wirsings lässt sich aus dem Wort ableiten, nämlich vom lombardischen »Verdza«. Mittlerweise ist dieses Gemüse aber natürlich auch in Deutschland zu Hause und vom Speisezettel nicht mehr wegzudenken.
Inhaltsstoffe: Wirsing enthält wie alle Kohlsorten besonders viel Chlorophyll, Eiweiß, Fette, Eisen und Phosphor, Vitamin A sowie mehrere B-Vitamine.

Heilwirkung: Zucchini stärken das Immunsystem. Ursprünglich stammt der Zucchino aus Mexiko und Westindien. Heute wird er rund um die Welt angebaut und gedeiht besonders zur Sommerzeit auch in vielen deutschen Hausgärten. Dieses grüne, köstliche Feingemüse vereint alle guten Eigenschaften der Gurke und des Kürbis in sich, d.h., es ist reich an Vitaminen und Mineralien, jedoch wesentlich ärmer an Wasser. Mit seinen Bitter- und Schleimstoffen regt der Zucchino die Darmtätigkeit an und stärkt in Verbindung mit Vitamin C, Beta-Carotin und Selen das Immunsystem.
Inhaltsstoffe: Hauptbestandteile des chlorophyllhaltigen Gemüses sind Carotin, Vitamin C und Folsäure. Außerdem enthalten Zucchini Kalium, Kalzium, Phosphor, Mangan und Zink sowie Spuren von kostbarem Selen.

Früchte und Obst – Lieblingsspeisen der Götter

Frische Früchte symbolisieren seit alters her das Gute, das wir von Mutter Erde als Geschenk erhalten. In der Kosmologie vieler Völker spielen sie eine wichtige Rolle und werden dort nicht selten als »Lieblingsspeisen der Götter« bezeichnet. In den Religionsbüchern finden sie oftmals in Form von Gleichnissen Erwähnung, und auch in Märchen kommen sie häufig vor – als »Früchte des Guten«, aber durchaus auch als »Früchte des Zorns«.

Die moderne Ernährungslehre weiß um die enorme Bedeutung, die Früchte und Obst für unsere Gesundheit haben. Auch in der polarisierten Gleichgewichtsernährung sind sie vom täglichen Speiseplan gar nicht wegzudenken. Was bereits im Zusammenhang mit Gemüse gesagt wurde, gilt natürlich auch für das Obst: Um in den Genuss der gesundheitsfördernden und heilenden Wirkung zu kommen, muss Obst wirklich jeden Tag verzehrt werden, und zwar am besten allein für sich, also nicht in Kombination mit anderen Nahrungsmitteln. Doch das bereitet sicher niemandem ein Problem, denn jeder weiß, wie köstlich ein reifer, saftiger Apfel, eine süße Banane, eine sonnengeküsste Traube oder auch ein Pfirsich, der von herrlich aromatischem Saft nur so trieft, schmeckt.

Das Kernobst

Zum Kernobst zählen Äpfel, Birnen und Quitte. Sie gelten generell als wohlschmeckende Gesundmacher, die den Gaumen besonders erfreuen.

Apfel

Heilwirkung: Äpfel sind gut für die Verdauung, wirken antibakteriell und reinigen die Zähne.
Der Apfel taucht bereits in der Bibel auf, als Eva Adam verführt. Dennoch – oder vielleicht ja gerade deshalb – zählt der

Apfel auch heute noch zum Lieblingsobst vieler Menschen. Er schmeckt nicht nur köstlich, sondern versorgt den Menschen mit zahlreichen Vitaminen. Ein englisches Sprichwort lautet: »An apple a day keeps the doctor away« – ein Apfel pro Tag, und man braucht keinen Arzt.
Die besten Inhaltsstoffe liegen beim Apfel direkt unter der Schale. Aus diesem Grund sollte man Äpfel aus dem Bioladen kaufen, deren Schale risikolos mitgegessen werden kann.
Inhaltsstoffe: Im Apfel schlummern insgesamt an die 300 wertvolle Stoffe. Äpfel enthalten reichlich Vitamin C, etwas Carotin und Vitamin B, Flavone, ca. 10 Prozent Zucker, Kalium, Kalzium, Phosphor, Eisen und Natrium.

Birne

Heilwirkung: Birnen wirken wohltuend auf das Nervensystem und Gehirn.
Bereits Römer, Griechen und Germanen wussten Birnen wegen ihres köstlichen Geschmacks zu schätzen. Dem Birnbaum sprach man sogar besondere Kräfte zu, so dass sie einst auf Bauernhöfen als Schutzbäume fungierten. Birnenbaumzweige über dem Stalltor sollten Hexen verjagen, und bei jeder Birnenernte ließ man die schönsten Früchte an den Zweigen, um die dort wohnenden Baumgeister bei guter Laune zu halten. Doch auch der Mensch erfährt Schutz durch die Birne. Bei regelmäßigem Genuss, so heißt es, versorgt die Birne das menschliche Gehirn und die Nerven mit den notwendigen Vitaminen. Besonders bekömmlich sind reife Birnen. Rohe, noch harte Früchte können hingegen den Verdauungstrakt sehr belasten und Blähungen verursachen.

Aus diesem Grund empfahl die Hildegard von Bingen, rohe Birnen vor dem Verzehr zu kochen, sie seien so »nützlicher und wertvoller als Gold«, wie sie meinte.
Inhaltsstoffe: Birnen weisen viel Vitamin C, Carotin, vier B-Vitamine, besonders viel Kalium, dazu Magnesium, Kalzium, Eisen, hormonähnliche Substanzen und Gerbsäure auf und haben – neben Bananen – den höchsten Anteil an natürlichem Fruchtzucker.

Das Beerenobst

Beeren – egal ob nun rote, grüne oder gelbe – versorgen den Menschen in hohem Maße mit Vitaminen und Vitalstoffen. Aus diesem Grund galten sie in Ländern, die um die medizinische Bedeutung von Nahrungsmitteln wussten, seit je auch als Heilmittel – wie zum Beispiel in Indien, den arabischen Ländern oder in China. Doch selbst heutzutage weiß man die Heilstoffe vom Beerenobst mehr und mehr zu schätzen. Vor allem die Ellagsäure findet mittlerweile große Beachtung, denn sie vermag die Krebsentwicklung in frühem Stadium zu hemmen.

Erdbeere

Heilwirkung: Erdbeeren reinigen die Schleimhäute.
In der Alchemie galt die Walderdbeere seit alters her als ein Schutzmittel gegen Gifte aller Art und rettete somit dem einen oder anderen Alchemisten das Leben. Schutz bietet die Erdbeere auch den menschlichen Schleimhäuten, weil sie von Schadstoffen und Bakterien befreit.

Inhaltsstoffe: Diese rote Beere enthält gesundheitsfördernde Säuren und ätherische Öle, Schleim, Pektine, Flavone und Gerbstoffe, Kalzium, Kalium, Phosphor und Eisen.

Heidelbeere

Heilwirkung: Heidelbeeren machen die Blutgefäße elastischer und helfen bei Durchfallerkrankungen.
Die Heidelbeere ist nicht nur köstlich, sondern schon seit Jahrhunderten als ein hervorragendes Hausmittel gegen Durchfall bekannt. Aber nicht nur die Beeren bringen Linderung, sondern auch die Blätter, die als Tee verabreicht gegen Magenschmerzen und Blasenschwäche helfen.
Inhaltsstoffe: Heidelbeeren sind reich an Vitamin C und Carotin sowie an Gerbstoffen. Besondere Beachtung verdient das Myrtillin, ihr blauer Farbstoff, der zusammen mit Vitamin C und Eisen blutbildend ist.

Preiselbeere

Heilwirkung: Preiselbeeren wirken appetitanregend.
Die Preiselbeere ist ein Heidekrautgewächs und somit eine nahe Verwandte der Heidelbeere. Je später die Beeren gesammelt werden, desto vollmundiger schmecken sie und desto wertvoller sind sie auch. Wer keinen Appetit hat, sollte ein paar Preiselbeeren essen. Außerdem wirkt die günstige Kombination der Inhaltsstoffe Wasseransammlungen im Körper entgegen.
Inhaltsstoffe: Preiselbeeren weisen viel Vitamin C und Vitamin B, Carotin, Magnesium und Eisen sowie Kalium und Natrium auf.

Johannisbeere

Heilwirkung: Rote, schwarze oder weiße Johannisbeeren stärken das Immunsystem und aktivieren den Zellstoffwechsel.
Johannisbeeren gelten aufgrund ihres hohen Vitamingehalts ebenfalls als heilendes Nahrungsmittel. Nur 100 g Johannisbeeren liefern fast den doppelten Tagesbedarf an Vitamin C. Aus den schwarzen, roten oder weißen Beeren lassen sich aber auch himmlische Konfitüren zubereiten, die den Gaumen verwöhnen und unvergleichlich erfrischend und labend sein können.
Inhaltsstoffe: Johannisbeeren weisen enorm viel Vitamin C auf, zudem mehrere B-Vitamine, Flavone sowie hochprozentige Mineralien.

Himbeere und Brombeere

Heilwirkung: Himbeeren und Brombeeren gelten als natürliches Aspirin.
Die beiden Schwestern zählen zu den ältesten Arzneimitteln Vorderasiens und Europas und gelten auch heute noch in einigen Teilen Europas, zum Beispiel in Holland und Frankreich, offiziell als Heilpflanzen. Frische Himbeeren enthalten viele aktive Säuren und helfen mit ihrem Pektin und den Gerbstoffen der Leber bei der Entgiftung. Die Säuren der Brombeere wirken ebenfalls entgiftend und sind krebshemmend.
Inhaltsstoffe: Himbeeren besitzen zahlreiche Mineralien wie Kalium, Eisen, aber auch viel Magnesium und Phosphor. Die Brombeere enthält zudem viele Phenolsäuren und Ellagsäure.

Weintraube

Heilwirkung: Weintrauben sind bei Lungenkrankheiten wohltuend.
Die Weinkultur geht auf die Bibel zurück, als Noah den ersten Weinstock pflanzte. Aber auch die Ägypter, Phönizier, Griechen und Römer liebten den Wein und somit die Trauben. Diese Vorliebe hat sich bis zum heutigen Tag erhalten und über die ganze Welt ausgebreitet. Doch die Traube wird nicht nur in Form von Wein geschätzt, sondern machte sich auch früh einen Namen als Medizin für Lungenkranke. Heute wird sie bei verschiedenen Stoffwechsel- und Kreislaufstörungen eingesetzt, aber auch bei Blasen- und Nierenschwäche. Generell geben Weintrauben einen Kick in Sachen Energie und helfen in Stresssituationen.
Inhaltsstoffe: Weintrauben weisen viel Vitamin C, Vitamin B und Glukose auf, das direkt ins Blut geht und für Energie sorgt.

Das Steinobst

Das Steinobst, zum Beispiel Pfirsiche, Aprikosen, Süßkirschen oder Zwetschgen, zählen zweifelsohne zu den köstlichsten Obstsorten, welche die Natur dem Menschen gegeben hat. Beim Verzehr von Steinobst ist besonders darauf zu achten, dass das Obst gut ausgereift ist. Oftmals wird nämlich unreifes Obst importiert, das zum Teil steinhart ist und bei dem sich die vielen köstlichen Aromastoffe gar nicht entfalten konnten. Beim Kauf ist somit auf Reife und – wie immer – biologischen Anbau zu achten, damit diese kulinarischen Köstlichkeiten auch wirklich munden. Während der in diesem Buch vorgestellten Reiswoche (siehe Seite 34) empfiehlt sich Steinobst als Nachtisch.

Pfirsich

Heilwirkung: Pfirsiche sind bei Nierenleiden empfehlenswert.
Bereits die Chinesen wussten vor 4000 Jahren, dass der Pfirsich nicht nur gut schmeckt, sondern die Nieren von Giften reinigt und somit verjüngend wirkt. Im chinesischen Taoismus hütete die Himmelsgöttin des Wesens einen Pfirsichgarten, der – der Legende zufolge – nur alle 3000 Jahre Früchte trug. Wer von der Göttin einen solchen Pfirsich als Geschenk bekam, konnte sich seiner ewigen Jugend und Unsterblichkeit sicher sein. Und in gewisser Weise stimmt es wohl wirklich: Die im Pfirsich enthaltenen Bioflavone gelten heute als Krebsschutzmittel.
Inhaltsstoffe: Pfirsiche sind reich an Vitamin A, B und C sowie an Magnesium, Natrium, Eisen, Kalium, Kalzium und Zink. Wie alle gelben und orangefarbenen Früchte enthalten Pfirsiche aber auch viel Beta-Carotin und Bioflavone.

Aprikose

Heilwirkung: Aprikosen schützen vor Infektionen.
Die Aprikose stammt wie der Pfirsich aus China. Konfuzius soll unter einem Aprikosenbaum meditiert und dort die Erleuchtung erlangt haben. Soldaten, die Alexander dem Großen gedient haben, sollen die köstliche Frucht dann

später über Armenien nach Europa gebracht haben, wo sie vor allem in Frankreich und Spanien kultiviert wurde. Dass Aprikosen gegen Infektionen schützen und sich positiv auf die Leber auswirken, entdeckte man erst später.
Inhaltsstoffe: Aprikosen weisen vor allem enorm viele Spurenelemente und Mineralstoffe sowie Beta-Carotin auf, verfügen aber auch über einen hohen Gehalt an Eisen und Kalium.

Süßkirsche

Heilwirkung: Süßkirschen unterstützen den Aufbau von Knochen und Zähnen.
Dem indischen Glauben zufolge versorgte der heilige Kirschbaum Sala die Mutter Buddhas mit den notwendigen Kräften, die sie für die Geburt ihres Sohnes benötigte. Der berühmt-berüchtigte Sklavenhalter Lucullus brachte die Süßkirsche im Jahr 64 v. Chr. von Kleinasien nach Italien, wo sie die Wildkirsche ersetzte, die bis zu diesem Zeitpunkt gegessen wurde. Mittlerweile gibt es über 1000 Sorten von gelber bis schwarzer Färbung. Seit alters her steht diese Frucht in dem Ruf, Kinder groß, stark und schlau zu machen und zudem den Aufbau von Knochen und Zähnen zu unterstützen.
Inhaltsstoffe: Besonders die dunklen Kirschen enthalten viel Kalzium, Eisen, Kalium, Magnesium und Kieselsäure sowie Vitamin B und C.

Pflaume

Heilwirkung: Pflaumen unterstützen die Verdauung auf sanfte Weise.
Pflaumen gehörten zu den Trophäen, die Alexander der Große von seinen Kriegszügen mit nach Hause brachte. Für den systematischen Anbau in unseren Breiten sorgte allerdings Karl der Große. Ob die verdauungsfördernde Wirkung der Pflaume damals schon bekannt war, ist allerdings ungewiss.
Inhaltsstoffe: Pflaumen enthalten viel Eisen, Kupfer und Zink, aber wenig Eiweiß, Fett, Carotin sowie Vitamin B und C.

Die Südfrüchte

Fast alle Südfrüchte – ob sie nun rot, gelb oder orangefarben sind – stehen in Krebsinformationsbroschüren ganz oben, weil sie nämlich die Verdauungssäfte stimulieren, Keime vernichten und den Organismus reinigen. Voraussetzung dafür ist allerdings, dass das Obst auch wirklich reif ist. Gerade das ist aber häufig leider nicht der Fall. Darum gilt es beim Einkauf stets darauf zu achten, dass auch importierte Südfrüchte reif und frisch sind und nach Möglichkeit aus biologischem Anbau stammen. Zu den beliebtesten Südfrüchten zählen Zitrusfrüchte, Ananas, Bananen, Datteln, Feigen, Kaki-Früchte, Kiwis, Mangos, Papayas sowie die Avocado. Wie gesund Südfrüchte sind, wird an den hier aufgeführten Früchten exemplarisch gezeigt, die in der polarisierten Gleichgewichtsernährung sich auf das körperliche, geistige und seelische Wohlbefinden des Menschen überaus wohltuend auswirken.

Zitrusfrüchte

Heilwirkung: Zitrusfrüchte entgiften den Körper.
Zitrusfrüchte waren bereits zur Zeit der Pest in Europa bekannt. Wer die Schale einer Zitrusfrucht im Mund behielt, war angeblich vor dem Schwarzen Tod gefeit. Heutzutage belegen wissenschaftliche Untersuchungen, dass Zitrusfrüchte vor allem bei Infektionen helfen, den Körper entgiften und den Menschen gegen Viren schützen. Es finden sich direkt unter der Schale im sogenannten weißen Fleisch bei Orangen und Zitronen Unmengen Bioflavonoide, die Kapillaren abdichten und somit die menschlichen Zellen vor den Sauerstoff-Radikalen, die für Krebs und für Herzinfarkt mitverantwortlich gemacht werden, schützen.
Inhaltsstoffe: Zitrusfrüchte sind reich an Vitamin C, Beta-Carotin, B-Vitaminen, Folsäure, Kalium, Magnesium, Eisen und Vitamin E.

Ananas

Heilwirkung: Die Ananas wirkt förderlich auf die Verdauung.
Die Ananas galt bereits vor Jahrhunderten bei den Indianern als besondere Heilpflanze, weil sie auf wundersame Weise die Verdauung unterstützt. Heute gilt die Frucht in Europa als exotische Köstlichkeit, wird aber auch als Heilmittel gebührend geschätzt. Das Ferment Bromelin ist in

der Lage, Nahrungseiweiß aufzuspalten, und bringt so die Verdauung in Schwung. Diverse Ananasdiäten machen sich diese Erkenntnis zunutze.
Inhaltsstoffe: Die Ananas enthält Magnesium, Kalium, Eisen, Kupfer, Zink und Mangan sowie Jod. Darüber hinaus besitzt sie das Ferment Bromelin.

Banane

Heilwirkung: Die Banane schützt das Herz.
Im reifen Zustand enthalten Bananen nur noch Fruchtzucker und Traubenzucker und fast keine Stärke. Sie sind deshalb für Personen, die einer geistigen Tätigkeit nachgehen, genauso wertvoll wie für Menschen, die sich körperlich sehr anstrengen müssen. Darüber hinaus enthalten Bananen viele komplexe Kohlenhydrate bei nur wenigen Kalorien und werden deshalb gerne von Ausdauer-Sportlern gegessen.
Inhaltsstoffe: Bananen enthalten alle essenziellen Aminosäuren, zehn verschiedene Vitamine, 18 Mineralstoffe und wichtige Spurenelemente.

Dattel

Heilwirkung: Datteln beruhigen die Nerven.
Die Dattel wurde im Zusammenhang mit dem Propheten Mohammed bekannt, der sich oft wochenlang von nichts anderem ernährt haben soll; er wusste, dass dieses Obst überaus nahrhaft und gut verdaulich ist. Außerdem haben Datteln eine beruhigende Wirkung auf die Nerven und sollen zudem vor Bauchspeicheldrüsenkrebs schützen.

Inhaltsstoffe: Datteln sind äußerst reich an Kalzium, Kalium, an B-Vitaminen sowie an Eisen.

Mango

Heilwirkung: Mangos lindern Nieren- und Darmentzündungen.
Die Mango kommt aus Asien und gilt auch hier heute noch als ein besonderes Geschenk des Himmels, weil diese Frucht Darmentzündungen zu lindern vermag. Reif ist die Mango süß und verwöhnt den Gaumen durch ihren köstlichen, exotischen Geschmack. Darüber hinaus hat sie in Indien viele Menschen vor dem Hungertod bewahrt.
Inhaltsstoffe: Die Mango liefert außerordentlich viel Provitamin A, Beta-Carotinoide und Lycopin, enthält aber auch viele B-Vitamine.

Papaya

Heilwirkung: Papayas regen die Verdauung an.
Die Papaya spielt in der alten indischen Medizin eine bedeutende Rolle. Sie gilt dort als wichtige und gleichzeitig wohlschmeckende Medizin, weil sie unter anderem die Verdauung anregt. Besonders im Ayurveda wird sie empfohlen.
Inhaltsstoffe: Die Papaya ist überreich an Carotinen, Bioflavonen, Vitamin C, Kalzium, Kalium und tonisierenden Substanzen.

Eiweißreiche Pflanzennahrung

Eiweißreiche Nahrung spielt bei der energetischen Gleichgewichtsernährung ebenfalls eine wichtige Rolle und sollte besonders von Menschen verzehrt werden, die auf Fleisch und Fisch verzichten.

Avocado

Heilwirkung: Die Avocado wirkt gegen Nervosität und Schlaflosigkeit und ist deshalb eine »Abendfrucht«.
»Ein Butterbrot, das auf den Bäumen wächst«, lautet ein Spruch und meint damit die Avocadobirnen, die immer beliebter werden, weil sie so reich an Eiweiß und Vitaminen sind. Aufgrund ihres Nährwerts gehört die Avocado zu den wertvollsten Nahrungsmitteln.
Biologischer Landbau ist bei Avocados erfolgreich einsetzbar. Die Gerichte schmecken dann viel feiner und zarter. Beim Kauf ist darauf zu achten, dass die Schale auf leichten Fingerdruck nachgibt – nur dann schmeckt das weiche, cremige Fruchtfleisch wirklich gut. Mit Zitronensaft beträufelt behält es sein frisches Aussehen.
Inhaltsstoffe: Avocados weisen bis zu 30 Prozent Fett auf, haben aber keinerlei Cholesterin. Sie bestehen zu drei Vierteln aus doppelt ungesättigten Fettsäuren, 2 Prozent Eiweiß, haben alle lebenswichtigen Aminosäuren, sind reich an Vitamin A, C und E sowie an Kalium, Kalzium, Eisen und Phosphor, außerdem an Vitamin B, dabei vor allem an Folsäure und Pantothensäure.

Hülsenfrüchte

Diese kleinen Schatzkammern sind ein wahres Geschenk der Erde an den Menschen, weil sie voller Nährstoffe sind. Aus diesem Grund sind Hülsenfrüchte seit Urzeiten eines der wichtigsten Lebensmittel. Sie gehören in kleinen Mengen jeden Tag auf den Tisch.

Kichererbsen

Heilwirkung: Das Öl der Kichererbse senkt den Cholesterinspiegel und beugt der Arteriosklerose vor.
Diese Hülsenfrucht ist mit den Erbsen verwandt, allerdings etwas größer. Jede Schote enthält daher nur zwei Erbsen. Kichererbsen werden in vielen Regionen der Welt angebaut. In der Vergangenheit wurden oft Vorräte angelegt, um für Zeiten der Not gewappnet zu sein, denn Kichererbsen sind leicht aufzubewahren.
Jede Getreidesuppe wird durch eine Handvoll mitgekochter Kichererbsen wunderbar sämig.
Inhaltsstoffe: Kichererbsen weisen 20 Prozent Eiweiß auf und haben einen besonders hohen Anteil an essenzieller Aminosäure, rund 60 Prozent Kohlenhydrate und über 5 Prozent Fett. Ihr Gehalt an Kalium, Magnesium, Phosphor, Kalzium und Eisen ist überdurchschnittlich hoch. Außerdem haben sie viel Vitamin A und B.

Linsen

Heilwirkung: Linsen sind empfehlenswert bei Nervosität, Blutarmut und generell Mangelernährung. Als pürierte Suppe wirken sie gegen Durchfall.
Linsen gehören ebenfalls zu den nährstoffreichen Lebensmitteln und spielen deshalb in der Gleichgewichtsernährung eine bedeutende Rolle. Der Nähr- und Energiewert der kleinen, dunklen Linsen ist dabei weit höher als der von großen, hellen.
Inhaltsstoffe: Linsen weisen 24 Prozent Eiweiß, 56 Prozent Kohlenhydrate und nur ca. 1,4 Prozent Fett auf, außerdem Kalium, Magnesium, Kalzium, Kupfer, Phosphor sowie Vitamin A, B und E.

Nüsse

Nüsse gelten generell als Nervennahrung.

Cashewnuss

Heilwirkung: Cashewnüsse werden in der Homöopathie bei Geschwüren in der Magengegend und im Darmbereich eingesetzt.
Cashewnüsse sind die Samen des tropischen Acajou- oder Nierenbaumes, der im Nordosten Brasiliens beheimatet ist und durch die Portugiesen bereits im 16. Jahrhundert nach Afrika und Indien gelangte. Sie sind die Steinfrüchte dieses Baumes, der bis zu zwölf Meter hoch werden kann. Die Nuss selbst ist nierenförmig, gelblich-rötlich und hat

eine harte Schale mit einem einzigen Kern von feinem Aroma.
Cashewnüsse dürfen nur in geschältem oder geröstetem Zustand verzehrt werden, da die Schale das giftige Cardol enthält, dessen Dämpfe sogar beim Rösten noch stark die Haut reizen. Cashewnüsse sind in verschiedenen Sorten erhältlich.
Inhaltsstoffe: Die Nüsse verfügen über 19 Prozent Proteine, rund 50 Prozent Fett und mehr Kohlenhydrate als andere Nüsse, außerdem reichlich Kalium, Magnesium, Kalzium und viel Eisen, Phosphor, Beta-Carotin sowie fast alle B-Vitamine.

Erdnuss

Heilwirkung: Erdnüsse helfen, Herz-Kreislauf-Beschwerden vorzubeugen.
Erdnüsse zählen botanisch nicht zu den Nüssen, sondern – wie Bohnen und Erbsen – zu den Hülsenfrüchten. Nach der Blüte neigen sich die fruchttragenden Stiele zur Erde und entwickeln fünf bis acht Zentimeter tief im Boden die Früchte. Die Hauptanbaugebiete für Erdnüsse befinden sich in den Subtropen und Tropen. Die meisten Erdnüsse stammen aus Argentinien, USA, China und Indien.
Inhaltsstoffe: Erdnüsse weisen 25 bis 35 Prozent Eiweiß auf, 42 bis 52 Prozent Fett, 6 Prozent Kohlenhydrate sowie 7 Prozent Ballaststoffe. Sie sind reich an Vitamin E, haben fast alle B-Vitamine sowie Kalium, Magnesium, Kalzium, Kupfer, Zink, Mangan, sehr viel Phosphor sowie die meisten essenziellen Aminosäuren.

Haselnuss

Heilwirkung: Die Gerbstoffe der Haselnuss regen die Haut- und Darmfunktion an, stärken die Gefäße und normalisieren den Blutzuckerspiegel.

Haselnüsse gehören zur Familie der Haselgewächse. Sie wachsen an Haselnusssträuchern in den Laubwäldern Europas bis Westasien. Geerntet wird zwischen September und Oktober. Hauptsächlich aus den USA, der Türkei, Spanien und Italien werden Haselnüsse exportiert. Es gibt generell zwei verschiedene Arten. Die länglichen Lambertsnüsse sind dabei den rundlichen Zellernüssen geschmacklich überlegen. Haselnüsse lassen sich bis zu ein Jahr trocken, luftig und kühl lagern. Ohne Schale sind sie nur sechs bis neun Monate haltbar. Bei Zimmertemperatur werden sie leicht ranzig. Darum sollten diese Nüsse kühl, luftig und trocken aufbewahrt werden.

Haselnüsse sind reif, wenn die Schale braun ist. Das dunkelbraune Häutchen außen herum kann mitgegessen werden. Sie können gemahlen, gehobelt oder gehackt werden und werden gern in Weihnachtsgebäck verwendet. Aber auch in Kuchen oder Obstsalaten schmecken Haselnüsse sehr gut.

Inhaltsstoffe: Haselnüsse weisen über 14 Prozent Eiweiß auf, ca. 60 Prozent Fett, haben einen hohen Anteil an ungesättigten Fettsäuren und fast 10 Prozent Kohlenhydrate und viele Ballaststoffe. Außerdem haben sie einen hohen Anteil an Mineralstoffen wie Phosphor, Magnesium, Kalium, Eisen, aber auch Schwefel und Kalzium sowie reichlich Vitamin C, E und Folsäure.

Heilwirkung: Mandeln gelten als Kraftquelle für Schwangere und helfen auch bei Rückenbeschwerden und Ausfluss.

Bei der Mandel handelt es sich um eine Steinfrucht, die hauptsächlich im Mittelmeergebiet und in Kalifornien wächst. Man unterscheidet zwischen süßen und bitteren Mandeln. Süße Mandeln haben eine zimtbraune rauhe Haut, die sich vor ihrer weiteren Verwendung nach dem Überbrühen mit kochendem Wasser relativ leicht abziehen lässt. Neben süßen Mandeln können auch bittere Mandeln auf dem gleichen Baum wachsen; sie sind äußerlich kaum zu unterscheiden. Der natürliche Anteil beträgt rund zwei Prozent. Kalifornien und Spanien haben ihre Plantagen heute so weit kultiviert, dass hier Partien von 100 Prozent süßen Mandeln geerntet werden können. Bittere Mandeln sind durch ihren Gehalt an Blausäure nicht zum Verzehr geeignet, werden aber zur Herstellung von Aromastoffen verwendet, wobei der Bittermandelanteil nicht über 2 Prozent liegen darf. Süße Mandeln werden nicht nur gerne roh gegessen, sondern auch als Mus, Mandelmilch oder als gebrannte Mandeln.

Achtung: Bittere Mandeln nie roh verzehren! Bereits fünf bis sechs Stück können für Kinder tödlich sein!

Inhaltsstoffe: Süße Mandeln zeichnen sich aus durch einen hochwertigen Fettanteil mit vielen einfach und mehrfach ungesättigten Fettsäuren sowie durch einen hohen Gehalt an Kalium, Kalzium und Magnesium sowie Eisen, Zink und Kupfer.

Heilwirkung: Walnüsse helfen, den Cholesterinspiegel zu senken, wehren freie Radikale ab und sind die reinste Nervennahrung.
Der Walnussbaum stammt ursprünglich aus dem Iran, Zentralasien und Kalifornien.
Walnüsse sollten an einem kühlen, trockenen und dunklen Ort gelagert werden, damit sie ihren Geschmack und ihren Nährstoffgehalt behalten. Durch die dicke Schale geschützt sind sie bis zu zwölf Monate ohne Qualitätsverlust haltbar. Ist der Kern dick, fest und honigfarben, verspricht dies vollen Geschmack und den ganzen Nährstoffgehalt. Eine graue Färbung hingegen deutet darauf hin, dass das Fett bereits ranzig wird.
Ihr hoher Gehalt an mehrfach ungesättigten Fettsäuren hilft, den Cholesterinspiegel zu senken. Die Säuren senken den Gehalt des LDL-Cholesterins im Blut. LDL-Cholesterin ist mitverantwortlich für die Arterienverkalkung, eine der häufigsten Ursachen für Herz-Kreislauf-Erkrankungen. Das in Walnüssen reichlich enthaltene Vitamin E wehrt freie Radikale ab und trägt zum Zellschutz bei. Wer sich müde und abgespannt fühlt, kann seine grauen Zellen mit einer kleinen Walnuss-Zwischenmahlzeit schnell wieder in Schwung bringen. Walnüsse sind wegen ihres Gehaltes an B-Vitaminen die ideale Nervennahrung. Diese Vitamine unterstützen wichtige Gehirnfunktionen und beugen Gereiztheit und Konzentrationsschwächen vor.
Inhaltsstoffe: Walnüsse weisen 42 bis 60 Prozent Fett auf, dabei überdurchschnittlich viele Omega-3-Fettsäuren, 11 bis 16 Prozent Eiweiß, 15 bis 23 Prozent Kohlenhydrate

und außerdem viel Zink, Magnesium, Phosphor, Schwefel, Eisen, Kalzium sowie die Vitamine A, B, C, E und Pantothensäure.

Soja

Heilwirkung: Soja wirkt als natürliches Östrogen und kann bestimmten Krebsarten entgegenwirken. Es ist unentbehrlich für das zentrale Nervensystem und verbessert die Gehirndurchblutung.
Diverse aus der Sojabohne hergestellte Produkte sind der Haupteiweißlieferant für die Bevölkerung in Asien. Aber auch in Europa wird der hohe Nähr- und Energiewert von Soja nun langsam entdeckt. Nur ein Blick auf die in Soja enthaltenen Mineralien und Vitamine (pro 100 g) macht klar, weshalb Soja so hoch im Kurs steht:
Natrium 4 mg, Kalium 1,9 mg, Kalzium 1,9 mg, Eisen 12,1 mg, Phosphor 5,5 mg; Vitamin A 0,084 mg, Vitamin D in Spuren, Vitamin E 21 mg, Vitamin K 0,20 mg, Vitamin B 0177 mg, Vitamin B_2 0,88 mg.
Nikotinsäure 2,2 mg, Pantothensäure 0,8 mg, Folsäure 0,19 mg, Eiweiß 38 Prozent.
Die Sojabohne enthält noch einen weiteren sehr wichtigen Stoff, das Lezithin, welches für das Nervensystem und das Gedächtnis sehr wichtig ist.
Inhaltsstoffe: Soja weist 35 bis 40 Prozent sehr hochwertiges Eiweiß auf, 14 bis 19 Prozent Fett, jedoch kein Cholesterin, außerdem 20 bis 30 Prozent Kohlenhydrate mit Ballaststoffen, viele Mineralstoffe, besonders viel Magnesium, Kalzium, Kalium, Carotinoide und mehrere B-Vitamine.

Die Sojabohne wird in folgenden Formen gegessen: Tofu (Sojaquark), Tempeh (Sojakäse), Sojamilch, Tamari (Soße) Miso (Paste), Sojabrotaufstriche, Soja-Würstchen.

Tofu

Tofu ist aus der Küche Asiens nicht wegzudenken, denn er ist vielseitig und gleichzeitig gesund. Tofu wird vom Körper zu 90 Prozent verwertet. Es ist reich an den Mineralstoffen Kalzium, Magnesium, Eisen und Kalium, enthält Isoflavone, also sekundäre Pflanzenstoffe, denen eine Senkung des Krebsrisikos nachgesagt wird. In Tofu finden sich auch verschiedene B-Vitamine und Vitamin E. Acht essenzielle Aminosäuren, die der Körper selbst nicht herstellen kann, werden von Tofu geliefert. So bringt zum Beispiel eine 250 Gramm Portion Tofu ebenso viel Eiweiß auf den Teller wie ein 80-Gramm-Steak, hat jedoch vier- bis fünfmal weniger Kalorien. Im Gegensatz zu fetter Wurst oder Käse hat Tofu kein Cholesterin. Er verhindert nicht nur, dass Blutfett sich an den Gefäßwänden festsetzt, sondern trägt auch dazu bei, dass vorhandene Ablagerungen abgebaut werden können. Das Risiko einer Herz-Kreislauf-Erkrankung wird so drastisch gesenkt. Außerdem enthält er nur fünf bis acht Gramm Fett und ist deshalb leicht verdaulich. Mit seinen wenigen Kalorien (75 kcal / 100 g) verwandelt er traditionelle Gerichte in Leichtgewichte. Somit wird er zum idealen Ersatz für alles, was dick macht – von der Vorspeise bis zum Dessert.

Auch wenn Tofu in natura etwas unscheinbar ist, lässt er sich für jeden beliebigen Anlass verwenden. Er ist sowohl mit Früchten, Honig und Ahornsirup zu genießen als auch geräuchert oder mariniert. Die Asiaten bezeichnen Tofu als »Fleisch des Feldes«. Unterschieden wird in folgende Kategorien:

Vakuumverpackter Tofu: Wenn man fertigen Tofu kauft, ist er in der Regel vakuumverpackt. Einmal geöffnet, kann man ihn mit Wasser bedeckt bis zu eine Woche im Kühlschrank aufbewahren. Das Wasser sollte allerdings öfter gewechselt werden. Tofu ist geschmacksneutral und nimmt jedes Aroma an. Gerne wird er in Sojasauce mariniert und wie Fleisch gebraten. Es gibt ihn auch fertig gebraten, gegrillt oder geräuchert.

Seidentofu: Sehr wasserhaltiger Tofu wird als Seidentofu bezeichnet. Seine Konsistenz ist cremig wie Pudding.

Fermentierter Tofu aus der Dose oder im Glas ist das einzige Tofuprodukt mit einem kräftigen Eigengeschmack. Er wird vorwiegend als Würze verwendet.

Das Etikett eines Sojaproduktes gibt Auskunft über Herkunft und Verarbeitungsweise. *GV* bedeutet gentechnisch verändert, *GVO* bedeutet gentechnisch veränderter Organismus. Diese Angaben sind seit 2004 Pflicht und gelten für sämtliche Sojaprodukte und sogar für Vitamin-E-Präparate, die aus Sojabohnen gewonnen wurden. Alle Produkte mit einem deutlich sichtbaren Aufdruck *»ohne Gentechnik«* oder *»gentechnikfrei«* und solche Produkte mit dem sechseckigen Siegel *BIO nach EG* sind frei von Erbgutmanipulation. Bei Letzteren wird sogar zusätzlich auf den Einsatz von Pestiziden, Herbiziden und Stickstoffdünger verzichtet.

Seitan

Seitan wird aus Weizenmehl hergestellt, wobei bei der Produktion fast nur das Eiweiß übrig bleibt, das vom Körper gut aufgenommen wird. Seitan kann, so wie er ist, pur gegessen werden. Er lässt sich aber in jeder Suppe verwenden oder kann als Seitan-Schnitzel zubereitet werden.

Milchprodukte – immer richtig

Heilwirkung: Milch und Milchprodukte dienen dem Aufbau und Erhalt von Knochen und Zähnen.
Produkte aus Ziegenmilch sind zu bevorzugen, da sie eine höhere Energieschwingung aufweisen als Schafs- und Kuhmilch. Der Verzehr von ein bis zwei dünnen Scheiben Käse pro Tag oder etwas Joghurt ist völlig ausreichend. Jeder kann nach Lust und Laune in den verschiedenen Sorten schwelgen.
Inhaltsstoffe: Milch enthält generell viel Vitamin C, B, Mineralstoffe und Spurenelemente.

Leckere Würzspezialitäten

Im Folgenden werden die wichtigsten energetischen Würzspezialitäten aufgezeigt, die sowohl während der Reiswoche als auch bei der polarisierenden Gleichgewichtsernährung dazu beitragen, in ein energetisches Gleichgewicht zu gelangen.

Gomasio

Heilwirkung: Gomasio stärkt die Abwehrkräfte und Vitalität.

Gomasio ist ein Heilgewürz, nämlich eine Verbindung von Sesam und Meersalz. Der tägliche Gebrauch von Gomasio in der polarisierten Gleichgewichtsernährung stärkt die körperliche Vitalität und Abwehrkraft. Es neutralisiert die Säuren im Blut und hilft bei der Herstellung des Säure-Basen-Gleichgewichts. Darüber hinaus begünstigt es auch die Bildung von Magensäften. Der Lezithingehalt des Sesams hilft das Nervensystem zu stärken.

Durch ein altes natürliches Herstellungsverfahren hat das Natriumchlorid in diesem Heilsalz seine negativen Eigenschaften verloren. Es wirkt nicht mehr als autonomes Salz, sondern ist nach der Herstellung im Endstadium in den Fett-Eiweiß-Verbindungen eingeschlossen.

Das Gewürz verfeinert alle Getreide, Gemüsegerichte, Kartoffeln und alle Pflanzensuppen. Es wird nicht mitgekocht, sondern über die fertigen Speisen gestreut.

Zur Zubereitung von Gomasio, siehe Seite 122.

Tamari

Heilwirkung: Tamari stellt das Säure-Basen-Gleichgewicht her und hilft bei der Verdauung. Tamari ist ein Heilgewürz, das aus Soja hergestellt wird.

Es fördert den Aufbau einer gesunden Darmflora und unterstützt den menschlichen Organismus, einen pH-Wert von 6,7 und somit das Säure-Basen-Gleichgewicht herzustellen. Seine kostbaren Gärungsstoffe fördern die Verwertung der Nahrung und erleichtern die Verdauung. Durch seine belebende Wirkung auf die Zellen hilft das Gewürz außerdem gegen Müdigkeit. Die Bezeichnung »Tamari« garantierte in alten Zeiten ein Herstellungsverfahren auf traditionellem, natürlichem Weg, d.h. durch die Milchsäuregärung von Sojabohnen und Meersalz. Dieser Gärungsprozess dauert 18 bis 36 Monate. Durch die lange Reifezeit entsprechend lange haltbar gemacht, ist Tamari eine Konserve für Notzeiten – wie Reis, Vollkorngetreide und Hülsenfrüchte.
Wer den echten Geschmack von Tamari genießen will, sollte die Etiketten genau lesen. Traditionelles Tamari wird bis heute aus Wasser, ganzen Sojabohnen und Meersalz hergestellt. Für die Gärung wird ein wenig Alkohol oder Reiswein als natürliches Gärungsmittel hinzugefügt. Tamari enthält wie Gomasio, Miso und Tekka im Endstadium nicht mehr die gefürchteten Nachteile des Natriumchlorids.
Tamari schmeckt besonders fein mit Getreidespeisen sowie Linsen, Erbsen, Mungbohnen- und Gemüsesuppen.

Tekka

Heilwirkung: Tekka ist ein herzstärkendes Würzmittel. Es beruhigt das Herz und wirkt bei Müdigkeit belebend. Zudem verbessert es die Blutqualität und ist eisenhaltig.
Tekka ist in kleinen Mengen genossen am wirkungsvollsten. Es wird einfach bei Tisch über das Gemüse gestreut. Die Herstellung von Tekka, siehe Rezeptteil Seite 124.

TEIL 3

Die polarisierte Gleichgewichtsernährung im Alltag

Durch einfache, leicht zuzubereitende Rezepte lässt sich die Reiswoche und im Anschluss die polarisierte Gleichgewichtsernährung abwechslungsreich, vielfältig und zugleich kräftigend gestalten. Wichtig dabei ist, dass jeder Einzelne erkennen lernt, was genau er verträgt und was nicht. Dazu muss man sich nicht an bestimmte Vorschriften halten, sondern intuitiv beobachten, wie der Körper auf die einzelnen Nahrungsmittel reagiert und was ihm guttut.

Die Mahlzeiten sind in Ruhe und in einer harmonischen Umgebung einzunehmen, jeder Bissen sollte mindestens dreißig Mal gekaut werden. Damit sich ein verfeinertes Geschmacksempfinden entwickelt, gilt es, in ruhiger Atmosphäre mit Liebe zu kochen.

Die Küche als Ort der Heilung

Gesundheit, Glück, Freiheit und geistige Klarheit - und damit einhergehend die Urteilskraft - hängen davon ab, was in der Küche beim Zubereiten der Mahlzeiten geschieht. Aus diesem Grund gilt das Zubereiten von Speisen wie auch ihr Verzehr als wichtigstes Ritual in der göttlichen Lebenskunst.

Einst waren die Küche, aber auch der Raum, in dem die Speisen verzehrt wurden, heilige Plätze im Heim - und sind es in einigen Traditionen bis heute. Hier wiederholte sich tagtäglich das eigentliche Wunder und Geheimnis des Lebens: die Opferung der Pflanzen für die Erschaffung von menschlichem Leben und Denken. Keine andere irdische Zeremonie vermochte diese rituellen Handlungen an Wichtigkeit zu übertreffen.

Kochkunst und Lebenskunst

Wie sehr sich die Zubereitung von gesunden Nahrungsmitteln auf das körperliche und geistige Wohlbefinden des Menschen auswirkt, war den großen Meistern in den verschiedenen spirituellen Traditionen Asiens schon immer bewusst. Aus diesem Grund wurde und wird zum Beispiel in den großen buddhistischen Schulen und Klöstern auch stets der beste Schüler zum Koch ernannt. Denn nur er begreift, welch eine große Verantwortung ihm durch die Zubereitung der Speisen zuteilwird. Und nur er weiß, dass es bei der Zubereitung der Speisen einer großen geistigen Klarheit bedarf. Er weiß zudem, dass das Zubereiten von Speisen so wichtig, so grundlegend und wesentlich ist, dass sie dem Menschen bei der Erleuchtung oder Verwirklichung seines Selbst helfen.

Ein jeder sollte sich deshalb bemühen, ein Meister in der Kunst des Kochens zu werden. Es gilt, die Speisen mit der gleichen Aufmerksamkeit zuzubereiten, wie ein buddhistischer Mönch in einem Kloster es zu tun pflegt. Dieses Ziel lässt sich nur mit viel Liebe und Hingabe erreichen. Aber dann wird ein jeder zum wahren Küchenmeister!

Übung macht den Meister

Um ein wahrer Meister in der Kunst des Kochens zu werden, gibt es zwei Wege: Der eine Weg ist die Theorie, der andere die Praxis. Im Gegensatz zur Theorie, die viele Jahre erfordert, macht die Praxis keine langen Studien erforderlich. Und da man bekanntlich am besten durch die Praxis lernt, ist es natürlich empfehlenswert, gleich damit zu beginnen. Alles andere kommt dann ganz von selbst. Denn nur die Praxis, die Verwirklichung, vermittelt vollkommene Erkenntnis und schenkt die Unterscheidungskraft, die dann zur Einsicht führt, was uns dauerhaft glücklich macht und was nicht. Und nur wer auf Dauer glücklich ist, kommt dem Göttlichen immer näher.

Obwohl der Mensch auch von anderen Künsten auf die eine oder andere Weise beeinflusst werden kann, verändert nichts den menschlichen Körper wie auch den menschlichen Geist so radikal und nachhaltig wie die Nahrung samt ihrer Zubereitung – die Kochkunst eben. Besonders eine nahrhafte, gesunde Ernährung, bei der sich die polaren Kräfte die Waage halten, bewirkt dann einen erhöhten Zustand von Harmonie auf körperlicher wie auch auf geistiger Ebene. Wird dieses Gleichgewicht mit Hilfe von gesunder, bewusster Ernährung erzielt, sind Gesundheit und Wohlbefinden die natürliche Folge.

Schmackhafte Rezepte

Die folgenden Rezepte sind als eine Art Anleitung für die polarisierte Gleichgewichtsernährung zu verstehen und können individuell ganz nach Geschmack variiert werden. Auch das Würzen wird dabei den persönlichen Bedürfnissen angepasst. Jeder sollte sein Essen selbst schöpfen, und zwar mit ganzheitlichem Wissen und frei von Regeln und Vorschriften.

Maße und Gewichte

Nachfolgend findet sich eine Vielzahl von köstlichen Rezepten. Doch vorab noch ein Hinweis zum Thema Mengenangaben. In der Regel ist es recht zeitraubend, kleinere Mengen abzuwiegen. Geschickter ist es, sie einfach mit Löffel und Tasse zu messen.

1 gestrichener EL roher Reis = 15 g
1 gestrichener TL roher Reis = 5 g
1 gestrichener EL Vollkornmehl = 7 g
1 gestrichener EL Pfeilwurzelmehl = 10 g
1 gestrichener EL Haferflocken = 10 g
7 EL Öl = 1/8 l
1 Prise meint die Menge, die sich zwischen den Spitzen von Daumen und Zeigefinger fassen lässt.
100 g roher Reis entspricht 280 g gekochtem Reis.

Die fünf Geschmacksrichtungen

Zu bedenken sind auch die unterschiedlichen Geschmacksrichtungen, die in der polarisierten Gleichgewichtsernährung ebenfalls eine wichtige Rolle spielen. Die unterschiedlichen Geschmacksrichtungen ermöglichen nicht nur, den Geschmackssinn zu sensibilisieren und zu verfeinern, sondern wirken sich auch auf unsere Gesundheit aus, was wieder einmal verdeutlicht, wie wichtig die Ernährung für das Wohlbefinden ist. Grundsätzlich wird zwischen fünf Geschmacksrichtungen unterschieden: scharf, sauer, süß, salzig und bitter.

Es bestehen folgende Korrelationen: Der scharfe Geschmack ist gut für die Lunge, sauer für die Leber, süß für die Milz/

Bauchspeicheldrüse, salzig für die Nieren und der bittere Geschmack für das Herz.
Wie bei vielen Lebensmitteln kann eine kleine Dosis heilsam wirken, eine zu große Dosis hingegen einem Organ schaden. Aus diesem Grund ist es sinnvoll, lieber weniger zu sich zu nehmen als womöglich zu viel des Guten. Ob eine Mahlzeit generell guttut, ist nach dem Essen deutlich zu spüren. Denn nur wer sich anschließend rundum wohl fühlt, hat eine Speise zu sich genommen, die ihm körperlich, geistig und seelisch förderlich ist.

Frühstück

Dinkelfladen – Grundrezept

Zutaten: 1 kg Dinkelmehl, 600 g Wasser, 120 g Gomasio, 120 g Tahin, 100 g Pflanzenfett
Vermischen Sie die Zutaten. Kneten Sie den Teig kurz durch, bevor Sie ihn dann dünn ausrollen. Backen Sie ihn anschließend bei 100 Grad ca. 1 Stunde im Backofen.

Frühstücksdinkelbrot

Zutaten: Dinkelbrot
Legen Sie das in Scheiben geschnittene Brot in eine nicht gefettete Gusseisenpfanne und lassen Sie es bei sanfter Hitze einige Minuten warm werden. Das Brot ist so zubereitet eine vollwertige und wohlschmeckende Hauptmahlzeit – ohne den sonst üblichen Butteraufstrich.

Brot oder Fladen mit Aufstrich

Zutaten: Dinkelbrot, Mandelmus, Sesammus
Bestreichen Sie Dinkelbrot – oder Dinkelfladen – mit Mandelmus oder Sesammusaufstrich; Sesammus schmeckt allerdings nur zu warmem Brot.
Hierzu mundet eine Tasse köstlicher Pai Mu Tan-Tee oder Mate-Tee.

Getreidecreme

Zutaten: Getreide nach Wahl, Wasser
Rösten Sie eine Getreidesorte, wie zum Beispiel Hirse, in der Pfanne, bis eine leichte Bräunung eintritt. Mahlen Sie nach dem Abkühlen das Getreide zu grobem Mehl. Geben Sie drei- bis fünfmal so viel Wasser dazu und kochen Sie auf kleiner Flamme den Brei mindestens 10 bis 20 Minuten, wobei Sie hin und wieder umrühren. Die Getreidecreme wird warm serviert. Sie können mit etwas Tamari oder Gomasio würzen und dazu ein Dinkelbrötchen essen; auch geröstetes Brot passt gut.

Dinkelspezialität in feinster Zwiebackform

Zutaten: Dinkel- oder Vollkornzwieback, Mandelmus
Wählen Sie unter den vielen verschiedenen erhältlichen Zwiebacksorten einen ungesüßten Dinkel- oder Vollkornzwieback aus. Bestreichen Sie dann je nach Geschmack und Hunger die Zwiebackscheibe mit Mandelmus.
Hierzu mundet eine Tasse köstlicher Pai-Mu-Tan-Tee oder Mate-Tee.

Morgendliche Misoenergiesuppe

Zutaten: 1 TL Miso, 1 Tasse Wasser
Diese köstliche Suppe eignet sich sehr gut als leichte Energiemahlzeit am Morgen. Sie können sie rasch und einfach aus Miso zubereiten.
Kochen Sie dazu eine Tasse Wasser auf und nehmen Sie es von der Herdplatte. Rühren Sie anschließend ca. 1 TL Miso in das Wasser ein, bis eine dünne Creme entsteht. Geben Sie dann das restliche Wasser hinzu.
Hierzu schmeckt ein Vollkorntoast sehr gut.

Misosuppe mit Gemüse

Zutaten: 1 TL Miso, 1 Tasse Wasser, Gemüse nach Wahl, Schnittlauch oder Petersilie, Tofu
Das obige Rezept können Sie variieren, indem Sie der Suppe noch fein geschnittenes Gemüse hinzufügen. Besonders gut eignen sich Karotten, Lauchringe oder Sellerie.
Kochen Sie das Gemüse einige Minuten, geben Sie dann Miso hinzu und streuen Sie gehackte Petersilie oder Schnittlauch darüber. Würzen Sie die Suppe anschließend mit gewürfeltem Tofu.

*

Obwohl viele Menschen Süßes zum Frühstück lieben, eignen sich Marmeladen eigentlich viel besser für Desserts nach dem Mittagessen. Wem die Umstellung auf die polarisierte Gleichgewichtsernährung anfangs vielleicht etwas schwerfällt, der kann selbstverständlich auch weiterhin geröstetes Vollkornbrot oder Dinkelzwieback mit Marmelade zum Frühstück essen. Im Handel sind Marmeladen ohne Zucker, mit Honig oder mit Gerstenmalz erhältlich. Aber hausgemachte Marmeladen sind natürlich noch köstlicher.

*

Hausgemachte Feinschmeckermarmelade

Zutaten: Getrocknete Aprikosen, Äpfel, Kuzu
Weichen Sie getrocknete Aprikosen aus biologischem Anbau über Nacht in Wasser ein. Schneiden Sie die doppelte Menge an Äpfeln – ebenfalls aus biologischem Anbau – klein und lassen Sie alles zusammen ca. 30 Minuten kochen. Geben Sie anschließend die ganze Masse durch ein Passiersieb. Falls notwendig, dicken Sie alles mit Kuzu ein.
Sämtliche in diesem Buch aufgeführten Obstsorten lassen sich auf die gleiche Art wie die hier beschriebene Aprikosen-Apfel-Marmelade zubereiten.

Grundrezept für Obstmarmelade

Zutaten: 1 kg Obst nach Wahl, 350 g Blütenhonig; je nach Obstsorte bis zu 1 Zitrone, 2 gestrichene TL Agar-Agar oder 5–6 gehäufte TL Agar-Agar-Flocken
Waschen Sie als Erstes gründlich das Obst. Anschließend zerkleinern oder zerdrücken Sie die Früchte, geben sie in den Kochtopf und mischen den Blütenhonig bei. Der Topf sollte so groß sein, dass er nur bis zur Hälfte gefüllt ist. Lassen Sie das Ganze dann auf der Herdplatte aufwallen und anschließend 5 Minuten unter ständigem Rühren mit

einem Holzkochlöffel kräftig kochen. Verrühren Sie dann das Agar-Agar mit dem Zitronensaft. Rühren Sie die Mischung in den kochenden Früchtebrei ein, lassen Sie wiederum alles zusammen noch einmal aufwallen. Nehmen Sie den Topf anschließend von der Herdplatte. Füllen Sie die Masse nun in die vorbereiteten, gut gereinigten Gläser. Anschließend die Deckel aufschrauben.
Wichtig: Bevor Sie die Gläser abfüllen, müssen Sie den Schaum vom Kochgut entfernen. Er ist zum Essen geeignet, nicht aber zum Aufbewahren.
Stellen Sie die Gläser anschließend auf den Kopf und decken Sie sie mit einem Handtuch zu. Am nächsten Tag können Sie sie dann beschriften und an einen kühlen Ort zur Aufbewahrung bringen, bevor Sie die köstliche Marmelade genießen.

Frischkorn-Müsli

Zutaten: 4–6 EL Dinkel pro Person, ungeschwefelte Aprikosen oder Weinbeeren oder 1 Apfel, 1/4 TL Honig, 4 Tropfen frisch gepresster Zitronensaft, 1/2 TL Mandelmus oder 2 TL geriebene Mandeln bzw. Nüsse nach Wahl, 1 EL Dickmilch oder Naturjoghurt
Mahlen Sie abends nach Bedarf Dinkel zu Schrot. Anschließend weichen Sie ihn in so wenig Wasser ein, dass nach dem Quellvorgang nichts abgegossen werden muss. Weichen Sie nun ungeschwefelte Aprikosen oder Weinbeeren in Wasser ein.
Reiben Sie am Morgen einen frischen Apfel oder das eingeweichte Trockenobst in den Brei und rühren Sie es gleich unter. Nun mischen Sie auch etwa 1/4 TL Honig und 4 Trop-

fen frisch gepressten Zitronensaft als Würze in den Brei. Dazu rühren Sie ½ TL Mandelmus oder 2 TL geriebene Mandeln oder Nüsse Ihrer Wahl mit 1 EL Dickmilch oder Naturjoghurt cremig.
Bei *Verstopfung* empfiehlt es sich, abends noch 1 EL Leinsamen einzuweichen und morgens unter den Brei zu mischen.

Hafermüsli

Zutaten: Hafer, ungeschwefelte Aprikosen oder Weinbeeren, Frischobst nach Wahl, ¼ TL Honig, 5 Tropfen Zitrone, ½ TL Mandelmus oder 2 TL geriebene Mandeln bzw. Nüsse, 1 EL Dickmilch oder Naturjoghurt
Mahlen Sie den Hafer mit der Flockenquetsche und lassen Sie ihn über Nacht in wenig Wasser einweichen. Die ungeschwefelten Aprikosen oder Weinbeeren lassen Sie ebenfalls über Nacht in etwas Wasser einweichen.
Geben Sie am nächsten Morgen Frischobst oder das eingeweichte Trockenobst sowie ¼ TL Honig und 5 Tropfen Zitrone als Würze in den Brei. Rühren Sie dazu ½ TL Mandelmus oder 2 TL geriebene Mandeln oder Nüsse mit 1 EL Dickmilch oder Naturjoghurt cremig.

Süßer warmer Brei

Zutaten: Hirse oder Buchweizen, Wasser, Trockenobst nach Wahl, gedünstete frische Früchte nach Wahl, Sauerrahm, Honig, geriebene Mandeln oder Haselnüsse, ½ Banane
Waschen Sie die Hirse oder den Buchweizen in kochend heißem Wasser. Kochen Sie anschließend das Getreide mit

der doppelten Mengen Wasser in einem Topf auf, wobei Sie beim Aufkochen die Hitzezufuhr reduzieren, da der Brei sonst leicht überkocht. Lassen Sie ihn dann bei geschlossenem Topf ca. 20 Minuten quellen.
Dem fertigen Brei fügen Sie eingeweichtes Trockenobst zu, zum Beispiel Aprikosen oder Äpfel, außerdem gedünstete frische Früchte, Sauerrahm, Honig, geriebene Mandeln oder Haselnüsse und dekorieren das Ganze mit einer halben Banane.

Brot

Die Geschichte des Brotbackens beginnt bereits 4000 v. Chr., also vor rund 6000 Jahren. Schon damals hatte Brot einen hohen Stellenwert, was sich im Lauf der Zeit auch nicht geändert hat. Gerade Deutschland ist ein Paradebeispiel, auf wie vielfältige Weise man Brot backen kann. Viele Rezepte sind jahrhundertealt und gehen auf die Zeit unserer Urgroßmütter zurück. Sie zerrieben damals Getreidekörner und frische Kräuter, gaben Wasser hinzu und strichen diesen Teig auf heiße Steinplatten. Daraus wurde dann das ebenso köstliche wie gesunde Fladenbrot.

Wer wirklich frisches Brot backen will, braucht dazu eine Getreidemühle, denn nur so lässt sich Mehl frisch mahlen. Es wird dadurch sowohl der Geschmack als auch die Quell- und Lagerfähigkeit des Brotes verbessert, was bei der Verwendung von abgelagertem Mehl nicht der Fall ist. Besonders geeignet ist frisch gemahlenes, duftendes Vollkornmehl, das jedem Brot einen ganz besonderen Geschmack verleiht.

Brot kann mit Hefe, Sauerteig oder Honigbackferment gebacken werden. Der Vorteil eines Sauerteigbrotes liegt darin, dass sich das Mehl bei der Gärung verändert. Es wird aufgespalten und ist dadurch für den Menschen leichter verdaulich.

Mit Hefe gestaltet sich der Fall anders: Der gesamte Prozess geht zwar schnell, doch das Mehl kann sich dabei nicht umwandeln. Aus diesem Grund ist mit Hefe gebackenes Brot auch schwerer verdaulich und macht müde. Im Vergleich geben Sauerteigbrote dem Menschen viel mehr Energie.

Auch hinsichtlich der Haltbarkeit ist es empfehlenswerter, ein Sauerteigbrot zu backen. Richtig aufbewahrt, hält es sich über mehrere Wochen und wird dadurch geschmacklich sogar noch besser. Die Säuerung bewirkt, dass sich das Brot selbst konserviert und nicht so leicht Schimmelstoffe entwickelt. Eigentlich entwickelt Roggenbrot erst nach sieben bis zehn Tagen Lagerung den besten und stärksten Geschmack. Je mehr Roggen ein Brot aufweist, desto länger bleibt es frisch und desto intensiver ist auch sein Geschmack.

Eine aus Roggenmehl hergestellte Sauerteigkultur funktioniert nur bei Roggenbrot oder bei Brotmischungen, in denen der Roggen überwiegt. Honigbackferment dagegen lässt sich bei allen Getreidearten verwenden, also auch bei Buchweizen und Hirse. Es ist somit möglich, ein völlig glutenfreies Sauerteigbrot zu backen.

Die Methode, zum Backen Honigbackferment zu verwenden, ist sehr alt, wurde jedoch wiederentdeckt. Durch den Honig entstehen die feinsten Hefepilze, die es in der Natur gibt.

Der häufigste Grund, weshalb ein Hefeteig nicht geht, ist fehlende Wärme. Die Raumtemperatur sollte zwischen 25 und 30 Grad Celsius betragen. Es lässt sich zum Beispiel die Wärme neben einem Heizkörper nutzen, oder man kann den Teig auf den Herd oder in den auf 50 bis 100 Grad vorgeheizten Backofen stellen.

Die zum Gehen des Teiges notwendige Zeit richtig abzuschätzen ist eine Kunst, die man durch Erfahrung lernt. Generell hängt die Zeitdauer von der Menge des Treibmittels und von der Temperatur ab. Ist das Brot zu groß geworden und zu gut aufgegangen, hat es keine Kraft mehr, später im Ofen noch an Volumen zu gewinnen; es sinkt dann in sich zusammen.

Grundrezept für ein Brot mit Honigbackferment

Zutaten: 1 1/4 kg frisch gemahlenes Dinkelmehl, 1 l Wasser, erhitzt auf 40 Grad, 1 gestrichener EL Honigbackferment, 2 EL Brotgewürze (Anis, Fenchel, Kümmel, Koriander), 1/2 TL Meersalz

Abends: Geben Sie das Mehl in eine Schüssel und gießen Sie das warme Wasser zu. Rühren Sie das Backferment in etwas warmem Wasser an und fügen Sie es dem Mehl hinzu. Vermengen Sie alles gut; der Teig sollte eine breiige Konsistenz haben. Decken Sie die Schüssel zu und lassen

Sie den Teig über Nacht an einem warmen Ort bei 30 Grad ruhen; generell muss er 8 bis 12 Stunden stehen.
Morgens: Mischen Sie das Salz und die Brotgewürze in den Teig. Achten Sie darauf, dass der Teig sich gut auf dem Backbrett kneten lässt, d.h. dass er nicht zu fest ist. Falls nötig, setzen Sie der Masse noch Wasser oder etwas Mehl zu, damit er die richtige, breiartige Konsistenz erhält. Verarbeiten Sie den Teig dann in der Teigschüssel. Fetten Sie dazu die Form ein und geben Sie den Teig hinein. Anschließend streichen Sie die Oberfläche des Teiges mit der angefeuchteten Hand glatt. Machen Sie mit dem Messer einige tiefe Schnitte, damit der Teig nicht rissig wird. Nun stellen Sie den Teig an einen warmen Ort (25–30 Grad) und lassen Sie ihn so lange gehen, bis er sich leicht hebt. Setzen Sie dann die Form in den kalten Ofen und backen Sie das Brot zwei Stunden bei 175 Grad. Lassen Sie dann das Brot eine Zeitlang in der Form abkühlen.

Vollwertmischbrot mit hausgemachtem Sauerteig

Zutaten für den Sauerteig: 300 g Roggen, 200 g lauwarmes Wasser, 20 g Hefe, ½ TL Koriander oder Kümmel, 1 EL Buttermilch
Weitere Zutaten: 300 g Roggen, 300 g Dinkel, 400 g lauwarmes Wasser, 1 TL Meersalz, 1 EL Koriander, 1 TL Apfelessig
Zubereitung des Teigs: Mischen Sie die Zutaten für den Sauerteig und lassen Sie das Ganze zugedeckt bei Zimmertemperatur 48 Stunden stehen. Anschließend geben Sie alle weiteren oben aufgeführten Zutaten zum Sauerteig, die Sie wiederum gut mischen und an einem warmen Ort gehenlassen, wobei Sie zwischendurch ein- bis zweimal

alles kneten. Zuletzt geben Sie den Teig in ein gemehltes Brotkörbchen.
Backen: Heizen Sie den Backofen vor, stellen Sie ein Gefäß mit Wasser hinein, stellen Sie darüber ein bestäubtes Blech und stürzen Sie darauf das Brot aus dem Körbchen. Die Backzeit beträgt rund 1 Stunde bei 175 bis 200 Grad. Knusprig wird das Brot, wenn Sie es die ersten 10 Minuten bei voller Hitze backen lassen, es dann mit kaltem Wasser bepinseln, auf 175 Grad zurückdrehen und das Brot 40 bis 50 Minuten fertig backen lassen.

Roggensauerteigbrot – energetisch polarisiert

Nehmen Sie frische oder alte Scheiben Brot und lassen Sie diese in einer nicht gefetteten Gusseisenpfanne bei sanfter Hitze einige Minuten leicht warm werden oder rösten Sie sie leicht an.
Alternative: Pinseln Sie eine gusseiserne Pfanne mit naturbelassenem Olivenöl aus, geben Sie wie oben beschrieben das Brot hinein und bestreichen Sie die einzelnen Scheiben mit zerdrücktem Knoblauch.
Dieses Brot ist sehr schmackhaft und wird mit einer Suppe zu einer vollständigen Mahlzeit.

Weitere energetisch polarisierte Brotsorten

Auch Weizenbrot, Dinkelbrot und Vierkorngerstenbrot kann wie oben beim Roggensauerteigbrot beschrieben in der Gusseisenpfanne geröstet werden. Dinkelbrot schmeckt mit Ziegenkäse, Pflanzenwurst und Radieschen lecker. Zum Gerstenbrot munden Ziegenkäse oder Rohgemüse. In Verbindung mit einer Energiesuppe wie Miso Instant ergibt sich so eine vollständige, schnelle Mahlzeit, die im polarisierten Gleichgewicht liegt.

Hauptmahlzeiten

Während der Reiswoche und generell bei der polarisierten Gleichgewichtsernährung sollte die Hauptmahlzeit möglichst am Mittag eingenommen werden. Wer aufgrund seiner Berufstätigkeit mittags nicht nach Hause gehen kann, sollte sich sein Essen in einem Gefäß mit zur Arbeit nehmen oder die Hauptmahlzeit auf den Abend verlegen, damit eine vollständige Mahlzeit pro Tag gewährleistet ist. Sie sollte dann allerdings so früh eingenommen werden, dass der Abstand zwischen Abendessen und Schlafenszeit mindestens drei Stunden beträgt.

Wer also am Abend die Hauptmahlzeit zu sich nimmt anstatt mittags, isst im Prinzip dasselbe, jedoch in kleinerer Menge und bei eingeschränkter Auswahl. Vor allem gilt es jedoch zu versuchen, durch die Zusammenstellung der Nahrung das polarisierte Gleichgewicht zu halten. Die besten Erfolge sind zu erzielen, wenn folgende Nahrungsmittel auf dem Speiseplan stehen: Vollgetreide, Gemüse, Salate, Pflanzeneiweiß oder kleinere Mengen von tierischem Eiweiß, energetisches Salz und natürlicher Zucker.

Nachfolgend werden nun einige leckere Rezepte vorgestellt, die eine jede Hauptmahlzeit zum gesunden Genuss machen.

Linsensuppe

Zutaten: 125 g Linsen, 1 l Wasser, Zwiebeln, Tomaten, Petersilie, Suppengrün, Ingwer, Pfeffer, Curry, Tamari, Gomasio, frische Kräuter
Weichen Sie die Linsen am Vortag ein. Am nächsten Tag lassen Sie dann die Linsen mit den klein geschnittenen Zwiebeln, den enthäuteten Tomaten, dem Suppengrün, dem Ingwer und Curry etwa 30 bis 40 Minuten köcheln. Braten Sie dann weitere Zwiebeln in heißem Öl und mischen Sie sie kurz vor Ende der Kochzeit unter die Linsen. Am Ende würzen Sie alles pikant mit Pfeffer, Tamari oder Gomasio sowie weiteren frischen Kräutern. Dann streuen Sie noch frische, klein gehackte Petersilie über das Gericht.

Dinkelcreme-Suppe

Zutaten: Dinkelmehl, Wasser, Gomasio
Bräunen Sie das Dinkelmehl nach Wunsch in einer Pfanne leicht an, geben Sie Wasser dazu und köcheln Sie die Suppe 15 bis 20 Minuten auf kleiner Flamme. Rühren Sie ab und zu um.
Würzen Sie die Suppe nun mit Gomasio, servieren Sie sie warm und genießen Sie dazu geröstetes Brot.

Hafersuppe

Zutaten: 1 EL frisch gequetschter Hafer, 1 Tasse Wasser, Gomasio

Rösten Sie den Hafer leicht an, löschen Sie ihn mit einer Tasse Wasser ab und lassen Sie alles etwa 10 Minuten köcheln.

Mit Gomasio gewürzt und warm serviert ist die Suppe sehr wohlschmeckend. Dazu geröstetes Brot, Ziegenkäse, etwas Rohgemüse der Jahreszeit – und schon ist eine einfache, schnelle, schmackhafte und vollständige Mahlzeit fertig, die alle Maßstäbe der polarisierten Gleichgewichtsernährung bestens erfüllt.

Reisenergiemahlzeit

Zutaten: 1 kleine Zwiebel, kaltgepresstes Sesamöl oder naturbelassenes Olivenöl, eine Schale fertig gekochten Reis (individuelle Menge), Gomasio, Tamari

Geben Sie eine klein geschnittene Zwiebel in eine mit kaltgepresstem Sesamöl oder naturbelassenem Olivenöl ausgestrichene Pfanne, rösten Sie sie an und nehmen sie wieder heraus. Anschließend geben Sie – ohne nachzufetten – den Reis in die Pfanne, rösten diesen leicht 10 bis 15 Minuten an und fügen die Zwiebel wieder hinzu. Der fertige Reis wird dann mit zwei köstlichen Würzspezialitäten verfeinert: Gomasio und Tamari.

Achtung: Beide Gewürze dürfen nicht erhitzt werden!

Grundrezept für Buchweizen und Hirse

Zutaten: Buchweizen oder Hirse, doppelte Menge Wasser
Waschen Sie den Buchweizen oder die Hirse in kochend heißem Wasser, dadurch verschwindet der etwas bittere Geschmack. Anschließend setzen Sie den Buchweizen bzw. die Hirse mit der doppelten Menge kaltem Wasser an und lassen alles aufkochen. Setzen Sie dann die Wärme herab und lassen Sie bei geschlossenem Topf den Buchweizen bzw. die Hirse ca. 25 Minuten quellen.

Buchweizenpfannkuchen

Zutaten: 200 g Buchweizenmehl, 1 EL Öl, 270 g Wasser, Tamari, 1 TL Pfeilwurzelmehl oder 1 TL Kuzu in Wasser gelöst
Verrühren Sie alle Zutaten zu einem Teig und lassen Sie ihn 15 Minuten quellen. Dann backen Sie die Pfannkuchen einzeln in einer gut geölten Pfanne dünn aus und bestreuen sie nach dem ersten Wenden mit Gomasio.

Buchweizenfrikadellen

Zutaten: Gekochter Buchweizen, feine Haferflocken, Tamari, Gomasio, 1 gepresste Knoblauchzehe, 1 gehackte, geschmorte Zwiebel, Basilikum, Majoran, 1 TL Pfeilwurzelmehl oder 1 TL Kuzu in Wasser gelöst
Vermischen Sie alle Zutaten zu einer ziemlich festen Masse und formen Sie den Teig anschließend zu flachen Küchlein. Braten Sie die Küchlein dann vorsichtig von beiden Seiten, bis sie etwas Farbe haben.

Hirseburger

Zutaten: 1 fein gehackte Zwiebel, 1 EL Öl, 250 g gekochte Hirse, feine Haferflocken nach Bedarf, fein geschnittenes und geriebenes Gemüse, Tamari, 1 TL Majoran, gehackte Petersilie, 1 TL Pfeilwurzelmehl oder 1 TL Kuzu in Wasser gelöst

Bräunen Sie die Zwiebel in einer Pfanne leicht in Öl an. Geben Sie anschließend das Gemüse hinzu und schmoren Sie alles im geschlossenen Topf ca. 30 Minuten lang. Rühren Sie dabei ab und zu um. Anschließend mischen Sie die Kräuter und Gewürze bei, schmecken ab und formen kleine Küchlein, die Sie dann in Vollkornpaniermehl, Weizenkeimen und Haferflocken wenden. Braten Sie diese Küchlein vorsichtig von beiden Seiten in etwas Olivenöl oder backen Sie sie auf einem gefetteten Backblech 30 Minuten im Ofen.

Maisgrieß (Polenta)

Zutaten: ½ l Wasser, 150 g Maisgrieß, 1 Prise Salz

Bringen Sie das Wasser in einem Topf zum Kochen, streuen Sie Maisgrieß ein, rühren Sie um und lassen Sie es bei kleiner Hitze ca. 5 Minuten köcheln. Schalten Sie nun den Herd ab und lassen Sie den Mais noch 10 Minuten ausquellen.

Maisgrießschnitten

Zutaten: ½ l Wasser, 150 g Maisgrieß, 1 Prise Salz, 1 TL Kuzu in Wasser gelöst oder 1 TL Pfeilwurzelmehl, Pflanzenmargarine, Reibekäse

Die Zubereitung ist die gleiche wie beim Grundrezept Maisgrieß.
Lösen Sie zusätzlich 1 TL Kuzu in Wasser auf, das Sie dann in den Brei geben. Sie können als Alternative auch 1 TL Pfeilwurzelmehl direkt in den Brei einrühren.
Den heißen Maisgrieß streichen Sie nun auf ein gefettetes Backblech, lassen ihn auskühlen und schneiden ihn in gleichmäßig große Stücke. Diese Portionen rösten Sie jetzt in einer Pfanne mit Pflanzenmargarine leicht an und bestreuen sie dann mit Reibkäse.

Sellerieküchlein

Zutaten: 2 große Sellerie, Wasser, Salz, 3 EL Buchweizenmehl, Kuzu oder Pfeilwurzelmehl
Schälen Sie die beiden Sellerieknollen, schneiden Sie sie in Scheiben und kochen Sie sie etwa 5 bis 10 Minuten in etwas Wasser halb weich. Bereiten Sie dann den Teig aus Buchweizenmehl zu, dem Sie Kuzu, eine Prise Salz und Wasser zufügen. Der Teig sollte etwa die Konsistenz eines Pfannkuchenteigs aufweisen. Legen Sie die Selleriescheiben in den Teig, so dass die Scheiben völlig mit Teig bedeckt sind. Backen Sie die Scheiben anschließend in Öl aus.

In Öl gedünsteter Spinat

Zutaten: ½ Pfund Spinat, möglichst mit Wurzeln, 50 g Zwiebeln, Öl, Salz, Gomasio, Tamari
Dünsten Sie die Zwiebeln in einer Pfanne, die mit Öl ausgepinselt wurde, unter häufigem Umrühren, und zwar zuerst bei mittlerer, dann bei schwacher Hitze. Schneiden Sie

die Spinatblätter in 1 cm breite Streifen und die Wurzeln nach gründlichem Bürsten in kleine Stücke und lassen Sie alles mit den Zwiebeln zugedeckt weiterdünsten. Rühren Sie nicht zu oft um, aber achten Sie dennoch darauf, dass nichts anbrennt. Gießen Sie eventuell 1 bis 2 EL Wasser hinzu. Wenn der Spinat weich ist, würzen Sie ihn mit Gomasio und Tamari.

Gebratene Zucchini

Zutaten: 500 g Zucchini, Tamari, Basilikum, Öl
Waschen Sie die Zucchini und schneiden Sie sie in 1 cm dicke Scheiben. Schälen ist nicht notwendig! Würzen Sie die Scheiben auf einer Seite mit Tamari und Basilikum und braten Sie sie anschließend von beiden Seiten in heißem Öl.

Gebratene Rote Beete

Zutaten: Rote Beete, Basilikum, Tamari, Meerrettich
Kochen Sie die Roten Beete nach dem Waschen in leicht gesalzenem Wasser. Frische Rote Beete brauchen ca. 20 Minuten, Winter-Rote-Beete hingegen fast eine Stunde zum Garen. Schneiden Sie zuvor die Wurzelspitzen nicht ab und auch nicht das ganze Kraut, sonst tritt während des Kochvorgangs der Saft aus. Gießen Sie das Kochwasser ab und spülen Sie die Rote Beete in kaltem Wasser ab. Ziehen Sie dann die Schale ab.

Schneiden Sie die Rote Beete nun der Länge nach in dicke Scheiben. Würzen Sie sie auf der einen Seite mit Basilikum und Tamari. Braten Sie sie anschließend von beiden Seiten. Mit Meerrettich serviert ist das Gericht wirklich delikat.

Gemüse-Rohkost

Zutaten: Sonnenblumenkerne, Sonnenblumenöl, Möhren, Zucchini, Kohlrabi, frische Kräuter, Zitronensaft, Cayennepfeffer, Gomasio, Äpfel und Birnen nach Geschmack

Rösten Sie in einer Pfanne die Sonnenblumenkerne ohne Fett an. Verrühren Sie dann das Öl mit dem Zitronensaft und den Kräutern in einer Schüssel und geben Sie Pfeffer und Gomasio hinzu. Nun füllen Sie die geschnittene Rohkost in die Schüssel. Je nach Geschmack können Sie auch Äpfel oder Birnen ergänzen.

Rohgemüse

Zutaten: Radieschen, Rettich, Kohlrabi, Gurken nach Wahl

Das biologisch angebaute Gemüse schmeckt so herrlich, dass Sie keine Soße dazu brauchen. Mit etwas geröstetem Brot, Käse und Pflanzenwurst und einer Energiesuppe ist Rohgemüse eine wohlschmeckende, schnelle und vollständige Mahlzeit.

Weizennudeln

Zutaten: 1 Packung Weizennudeln

Kochen Sie die Weizennudeln, wie auf der Packung angegeben. Um die Nudeln anschließend zu polarisieren, richten Sie sich nach dem Grundrezept für polarisiertes Getreide (siehe Seite 45).

Dinkelnudeln

Zutaten: 1 Packung Dinkelnudeln
Kochen Sie die Dinkelnudeln, wie auf der Verpackung beschrieben. Um die Nudeln anschließend zu polarisieren, richten Sie sich nach dem Grundrezept für polarisiertes Getreide (siehe Seite 45).

Tofuburger

Zutaten: 1 Vollkornbrötchen; Belag: Butter, Senf, 1 kleines Salatblatt, 1 großer Zwiebelring, 1 saure Gurke, 1 Tomatenscheibe, 1 Scheibe marinierter Tofu in der Größe des Vollkornbrötchens
Schneiden Sie das Vollkornbrötchen auf und rösten Sie es in der Pfanne. Anschließend belegen Sie es mit den oben genannten Zutaten hübsch.

Paniertes Tempeh

Zutaten: 250 g Tempeh, Tamari, Wasser, gesiebtes Vollkornmehl, Pfeilwurzelmehl oder Eier, Vollkornbrösel, Öl
Schneiden Sie das Tempeh in vier Teile; jedes Viertel der Länge nach in dünne Scheiben. Kochen Sie sie 25 bis 30 Minuten in Wasser mit Tamari und lassen Sie alles abtropfen. Stellen Sie nun einen Teig aus Mehl, Kuzu und Wasser oder mit den frischen Eiern her, in den Sie die Tempeh-Stücke tauchen und dann noch in Vollkornbröseln wenden.
Erhitzen Sie das Öl und frittieren Sie die panierten Tempeh-Filets, die Sie dann mit Ihrer Lieblingssoße und polarisiertem Gemüse heiß servieren.

Gebackener Tofu

Zutaten: Tofu, Zwiebeln, frische Karotten, feine Haferflocken und Kuzu, Sesam- oder Olivenöl
Zerdrücken Sie den Tofu mit einer fein geraspelten Karotte und einer geriebenen Zwiebel. Geben Sie das aufgelöste Kuzu und die Haferflocken hinzu und kneten Sie die Masse mit den Händen kurz durch. Anschließend formen Sie kleine Bällchen, die Sie dann vorsichtig flach drücken.
Braten Sie die Küchlein in einer heißen Pfanne mit Sesam- oder Olivenöl von beiden Seiten knusprig. Mit Ihrer Lieblingssoße und polarisiertem Getreide und Gemüse ist das Gericht wirklich köstlich.

Salat

Zutaten: Gekochtes Getreide wie Gerste, Buchweizen oder Reis, leicht gekochte Karottenwürfel, verschiedene frische Gemüsesorten wie Paprika, grüne Erbsen, fein gehackte Zwiebel oder in Streifen geschnittener Lauch. Dressing: gehackte Kräuter, Sauerrahm, Gomasio, Zitronensaft, kaltgepresstes Olivenöl – nach Wahl

Mischen Sie das gekochte Getreide mit dem klein geschnittenen Gemüse. Rühren Sie das Dressing an und geben Sie es hinzu. Anschließend lassen Sie den Salat eine Stunde ziehen. Die Kräuter geben Sie erst direkt vor dem Servieren dazu. Als Alternative können Sie milchgesäuertes Gemüse verwenden. In diesem Fall verzichten Sie auf die Zitrone.

Tipp: Übriges gekochtes Getreide oder Gemüse lässt sich gut den verschiedenen Salaten beimischen. Die perfekte Art, Reste zu verwerten!

Soßen

Die hier vorgestellten Soßen sind einfach zuzubereiten, schmackhaft und ergänzen die polarisierte Gleichgewichtsernährung. Auf genaue Mengenangaben wird auch hier bewusst verzichtet. Jeder sollte für sich ausprobieren, welche Mengenverhältnisse den persönlichen Geschmack am besten treffen und vor allem auch guttun. Denn nur wer genau weiß, was ihm förderlich ist, kann auf die Dauer zu seiner körperlichen, geistigen und seelischen Balance finden.

Kräuteressigsoße

Zutaten: Kräuteressig oder Reisessig, Wasser, kaltgepresstes Öl, Gomasio; zum Würzen: gepresste Knoblauchzehe, Basilikum, Estragon oder Majoran
Beachten Sie beim Anrühren der Salatsoße, dass die frischen Kräuter erst zum Schluss zugegeben werden.

Zitronendressing

Zutaten: Zitronensessig, Wasser, Öl, Gomasio; zum Würzen: fein gehackte frische Kräuter
Geben Sie auch bei diesem Dressing die frischen Kräuter erst vor dem Servieren hinzu. Zur Abwechslung können Sie auch etwas saure Sahne oder Naturjoghurt unterrühren.

Warme feine Salatsoße

Zutaten: süße Sahne, geriebener Käse nach Wahl, Salz, Wasser, gelöster Kuzu
Bringen Sie die süße Sahne mit etwas geriebenem Käse zum Kochen. Geben Sie etwas Salz und in Wasser gelösten Kuzu hinzu. Lassen Sie alles 1 Minute köcheln – und schon ist die Wundersoße fertig! Sie eignet sich gut zum Überbacken von Gemüse.

Würzmischungen

Gomasio

Zutaten: Sesam und Meersalz im Verhältnis 10 : 1, für Kinder und ältere Leute 14 : 1, medizinisches Gomasio: 7 : 1; Suribachi
Waschen Sie den Sesam sorgfältig unter kaltem Wasser. Manchmal enthält er kleine Körner oder Steine, die Sie entfernen müssen. Lassen Sie die Saat anschließend auf einem Papiertuch trocknen.
Rösten Sie nun die getrocknete Sesamsaat in einer vorgeheizten Pfanne auf kleiner bis mittlerer Flamme. Seien Sie vorsichtig, da die Saat leicht anbrennt. Sie müssen fortwährend mit einem Holzlöffel umrühren und auch die Pfanne von Zeit zu Zeit schütteln. Sobald die Samen zu platzen beginnen, versuchen Sie, einen Samen zwischen Daumen und dem viertem Finger zu zerdrücken. Wenn er leicht bricht, ist die Saat fertig. Falls nicht, rösten Sie noch ein wenig weiter. Nehmen Sie die Saat dann aus der Pfan-

ne, um sie abkühlen zu lassen. Sie brennt sonst sogar noch an, wenn Sie die Flamme ausgemacht haben.
Rösten Sie nun fortwährend Meersalz für ein paar Minuten auf mittlerer Flamme in einer Pfanne, und zwar so lange, bis der starke Geruch verschwunden ist. Das Salz wird aus folgenden Gründen geröstet: Während des Röstvorganges verdunstet die Feuchtigkeit des Salzes. Das Salz wird pluspoliger und kann sich gut mit dem Öl (minus) verbinden, das aus dem Samen austritt. Nach dem Rösten lässt sich das Salz leicht zu einem feinen Pulver zermahlen, so dass es dem Öl aus dem Samen möglich ist, jedes Salzpartikel zu umhüllen.
Sie können wirklich gutes Gomasio nicht in der Kaffeemühle herstellen, sondern nur im Suribachi. Fügen Sie das Salz und die Samen im gewünschten Verhältnis in den Suribachi und mahlen Sie beide Bestandteile langsam zusammen durch. Die ganze Kunst der Gomasio-Herstellung liegt in diesem Mahlvorgang!
Benutzen Sie nicht zu viel Kraft und legen Sie nicht zu viel Druck auf den Stößel. Aus dem Sesam soll kein Mus werden. Rühren Sie in größeren und kleineren Kreisen, also in Spiralen. Rühren Sie nicht zu schnell. Zerstoßen Sie auch nicht alle Samen. Es ist ausreichend, wenn etwa 80 Prozent der Samen zermahlen werden. Wirkliches Gomasio hat keinen salzigen Geschmack.
Bereiten Sie nur die Menge zu, die Sie in einer Woche konsumieren können, und bewahren Sie Ihren Gomasio in einem gut verschlossenen Glasbehälter auf.

Tekka

Zutaten: Karotten, Kletten- und Lotuswurzeln, Sesamöl, Miso
Hacken Sie die Karotten, Kletten- und Lotuswurzeln fein. Schmoren Sie alles zusammen ein einer Gusseisenpfanne so lange, bis das Gemisch wie ein schwarzes Pulver aussieht.

Desserts

Haferplätzchen mit feinen Haferflocken

Zutaten: 3 Tassen feine Haferflocken, 1 Tasse Dinkelmehl, 1 Prise Salz, gehackte Walnüsse, Weinbeeren oder Rosinen, Zimt, Naturvanille
Vermengen Sie alle Zutaten. Legen Sie mit einem Löffel Teighäufchen auf ein eingeöltes Backblech und streichen Sie diese Häufchen zu dünnen Scheiben aus. Als Garnierung stecken Sie nun noch eine Mandel in die Mitte des Plätzchens.
Backen Sie die Plätzchen 10 Minuten lang im vorgewärmten Ofen bei 180 Grad.

Obst der Saison

Während der Reiswoche, aber auch bei der polarisierten Gleichgewichtsernährung ist frisches Obst besonders empfehlenswert. Auch hier sollte sich jeder nach seinem persönlichen Bedürfnis richten und die Sorten genießen, die ihm persönlich am besten schmecken und dem Körper am besten bekommen. Empfehlenswert ist natürlich Obst aus biologischem Anbau. Außerdem sollte man Obst der Saison wählen, denn dann sind Frische und köstlicher Geschmack garantiert.

Getränke

Neben den köstlichen Gerichten, die während der Reiswoche und bei der polarisierten Gleichgewichtsernährung generell gegessen werden, spielen natürlich auch die Getränke eine wichtige Rolle. Durch die polarisierte Ernährung, aber auch durch den Pai-Mu-Tan-Tee sowie durch natürliches Quellwasser geht das Bedürfnis nach Alkohol und Kaffee ganz automatisch zurück und reguliert sich individuell. Somit stellen die hier vorgestellten Getränke die optimale Ergänzung zu der polarisierten Ernährung dar und unterstützen den Menschen, zu körperlichem, geistigem und seelischem Gleichgewicht zu gelangen.

Pai-Mu-Tan-Tee – süßer Tau des Himmels

Die Legenden, die das Entstehen von Tees zum Inhalt haben, sind eigentlich recht unterschiedlich. Besonders nett ist jedoch die folgende: So heißt es also, dass Kaiser Chen Nung bereits im Jahre 2737 v. Chr. Wasser unter einem Baum erhitzt haben soll. Währenddessen ließ ein Windhauch einige Blätter des Teebaumes herabfallen – geradewegs ins kochende Wasser. Der Kaiser trank dieses duftende, bernsteinfarbene Wasser, war begeistert von seinem einzigartigen Geschmack und lehrte sein Volk von da an, Tee aus den Blättern des Teestrauchs zu bereiten. Aber nicht nur das Volk selbst genoss seitdem den grünen Tee, um seinen Alltag mit viel Energie zu bewältigen. Auch für die buddhistischen Mönche wurde der Grüntee zum Energiespender bei langen Meditationen.

Pai Mu Tan heißt übersetzt »weiße Pfingstrose« und gilt als der feinste und beste Tee überhaupt. Der einzigartige Geschmack dieses weißen Tees spiegelt sich gut in folgendem Zitat wider: »Jetzt erhebe dich und zeige deine Stärke. Sei überzeugend und tiefschürfend und zärtlich; blicke mit klaren Augen in die Natur und das Leben; breite die weißen Schwingen deiner vibrierenden Gedanken aus und steige wie ein gottgleiches Wesen empor aus der hektischen Welt unter dir, durch lange Reihen flammender Sterne zu den Toren der Ewigkeit.« Sein Geschmack ist exquisit, ein wenig frisch-süß, ohne die geringste bittere Note. Meist ist er ein klein wenig rauchig, dabei jedoch trotzdem lieblich. Diese Spitzensorte wird ausschließlich in China traditionell von Hand hergestellt und sollte deshalb auch allein für sich bewusst genossen werden.

Pai-Mu-Tan-Tee wirkt anregend und gibt bei Erschöpfung und Müdigkeit die notwendige Energie, um wieder einen klaren Geist zu erlangen. Er hilft auch, eine ausgeglichene, gesunde, ganzheitlich orientierte Lebensweise zu entwickeln und auf die Dauer zu stabilisieren. Nicht umsonst ist er seit Jahrtausenden in Asien das Getränk der Heiligen und Weisen.

Grüntee unterscheidet sich von schwarzem Tee in der Herstellung. Es unterbleibt die Fermentation. Das frische Blattgut wird nach dem Pflücken möglichst rasch verarbeitet. Im Gegensatz zum schwarzen Tee bleiben beim Grüntee die heilkräftigen Wirkstoffe erhalten, während sie beim schwarzen Tee durch die Fermentation weitgehend verloren gehen.

Tipps von A bis Z rund um den Tee

- *Aufbewahrung:* Tee sollte nie neben Kaffee oder stark riechenden Gewürzen aufbewahrt werden. Teeblätter sind sehr empfindlich und können in derartiger Umgebung ihr feines Aroma verlieren. Darüber hinaus muss Tee trocken in einem luftdicht verschlossenen Gefäß aus Blech, dunklem Glas oder Porzellan gelagert werden. Auch empfiehlt es sich, eher kleine Behälter zu verwenden, den Tee rasch aufzubrauchen oder zusätzlich die offenen Teeblätter in einer Tüte zu verpacken. Tees sollten generell kühl und trocken gelagert werden.
- *Kanne:* Wegen der Oxidation sollte die Kanne nicht aus Metall sein.
- *Porzellan:* Je dünner die Tasse ist, desto feiner der Geschmack.
- *Reinigung:* Es ist ratsam, auch die Teekanne gut zu spülen, und zwar besonders, wenn verschiedene Teesorten darin zubereitet werden. Wichtig ist, dass keine Spülmittelrückstände in der Kanne verbleiben. Dies wird durch ein gründliches Nachspülen mit klarem Wasser verhindert.
- *Teenetz/Papierfilter:* Teenetze aus ungebleichter Baumwolle und Papierfilter sind eine gute Hilfe, um Tee problemlos und erfolgreich zuzubereiten. Entscheidend ist,

dass das heiße Wasser beim Aufgießen durch den Tee fließt. Nur dann kann er sein volles Aroma entfalten. Die Verwendung eines Tee-Eis ist nicht zu empfehlen.

- *Wasser:* Gerade ganz feiner Tee kann nur dann zur Geltung kommen, wenn das Wasser geeignet ist. Hartes Wasser oder Chlorzusatz können die Qualität des Teeaufgusses enorm beeinträchtigen. Hier führen vor allem die bewährten Wasserfilter zu einer erheblichen Verbesserung des Geschmacks. Mit Hilfe von Ionentauschern wird das Wasser enthärtet, außerdem hält Aktivkohle Chlor und möglicherweise vorhandene Schwermetalle ganz oder zumindest weitgehend zurück.

- **Ziehzeit**: Auf welche Weise der Tee wirkt, hängt von der Dauer der Ziehzeit ab. Als Faustregel gilt:
  3-Minuten-Ziehdauer: anregende Wirkung; das Koffein ist vollständig gelöst, die Gerbstoffe nur zum Teil.
  5-Minuten-Ziehdauer: eher beruhigende Wirkung, wobei die anregende Komponente aber nicht völlig aufgehoben ist; sowohl das Koffein als auch die Gerbstoffe sind im Tee gelöst.

Heißes Wasser

Über den Tag verteilt empfiehlt es sich auch, immer wieder heißes, zehn Minuten lang abgekochtes Wasser zu trinken. Es entschlackt den Körper und löscht den Durst.

TEIL 4

Meditation und polarisierte Gleichgewichtsernährung

Wer die Reiswoche durchgeführt hat und auf die polarisierende Gleichgewichtsernährung umgestiegen ist, wird früher oder später feststellen, dass er nicht nur Verlangen nach gesunder Nahrung hat, sondern dass auch der Wunsch nach innerem Wachstum immer drängender wird. So jemand vermag dann durch Innenschau mit der Zeit Reichtümer in sich zu entdecken, die fruchtbarer und beglückender sind als alle materiellen Besitztümer der Welt.

Bei der Meditation handelt es sich um einen Vorgang, der sich ganz im Innern des Menschen abspielt. Er besteht aus dem Akt des Zur-Ruhe-Kommens sowie dem Entleeren des Geistes. Die Folge davon ist ein Zustand der inneren Ruhe und ein Erfülltsein mit dem Licht, das von dem göttlichen Funken im Innern eines jeden Menschen ausgeht. Somit handelt es sich bei der Meditation um eine Disziplin, die nicht schematisch einem Lehrbuch entnommen werden kann, sondern vielmehr von Herzen zu vollziehen ist. Dazu bedarf es der Läuterung der eigenen Gefühle, der Klärung der eigenen Impulse sowie der Erfüllung des eigenen Herzens mit Liebe. Die Meisterschaft dieser Aspekte ist das Ziel der Meditation.

Meditation als Disziplin

Voraussetzung für die Meditation ist, sich zunächst einmal Gedanken über die passende Disziplin zu machen, die dieser spirituellen Übung am dienlichsten ist. Das Ergebnis selbst sollte nicht reflektiert werden. Trotzdem ist es wichtig, sowohl den Weg als auch das Ziel im Auge zu behalten. Die Meditation selbst sollte dabei das einzige Ziel sein. Ein jeder sollte deshalb mit unwandelbarer Ernsthaftigkeit danach streben, es auch zu erreichen. Dieses Streben trägt reiche Früchte und segnet den Menschen mit aller Glückseligkeit und Zufriedenheit.

Um die erforderliche Konzentration zu erlangen, die für die Meditation notwendig ist, spielen der richtige Ort und die passende Zeit eine wichtige Rolle. Man sollte deshalb möglichst immer zur gleichen Zeit am gleichen Ort meditieren. Ist aus irgendwelchen Gründen einmal ein Ortswechsel erforderlich, empfiehlt es sich, zumindest die Uhrzeit beizubehalten.

Wer es nicht gewohnt ist zu meditieren, sollte sich anfangs nur wenige Minuten am Tag Zeit dafür nehmen. Durch die regelmäßige Meditation und das innere Glück, das damit einhergeht, entsteht dann automatisch das Bedürfnis, die

Zeitspanne auszudehnen. Und wenn es dann aus irgendwelchen Gründen einmal nicht möglich ist zu meditieren, haben die meisten das Gefühl, dass etwas wirklich Wesentliches fehlt.

Das Allerwichtigste ist aber natürlich, mit der Meditation zu beginnen. Jeder Tag ist geeignet, also am besten gleich hier und jetzt, denn das Leben eines Menschen sollte ununterbrochen dem spirituellen Wachstum und dem spirituellen Bemühen zugewandt sein. Denn nur so kommt man Gott nahe.

Meditation in der Praxis

Richte deinen Geist nach innen,
auf die Stelle zwischen den Augenbrauen –
auf den uferlosen See des Friedens.

P. Yogananda

Um in Ruhe zu meditieren, sollten Sie sich für Ihre Meditation einen Platz suchen, an dem Sie für einige Zeit ungestört und alleine sind. Setzen Sie sich an diesem Ort auf einen Stuhl, auf ein Meditationsbänkchen oder Meditationskissen oder auch mit gekreuzten Beinen direkt auf den Boden. Achten Sie darauf, dass die Wirbelsäule gerade und aufgerichtet und das Kinn leicht zur Brust gezogen ist, also parallel zum Boden.

Ob Sie in der richtigen Haltung sitzen, merken Sie, wenn Sie fest und stabil und gleichzeitig vollkommen entspannt sind, so dass Sie mühelos über einen längeren Zeitraum in dieser Stellung verweilen können, ohne einen Muskel zu bewegen. Erst in dieser Haltung, wenn die Wirbelsäule voll aufgerichtet ist, kommt der Geist wirklich zur Ruhe. Somit ist diese Haltung auch die Voraussetzung, um tiefere Meditationszustände zu erlangen.

Sobald Sie diese Position gefunden haben, richten Sie den Blick und die Aufmerksamkeit bei geschlossenen Augen nach oben auf die Stelle zwischen den Augenbrauen – auf das dritte Auge –, als ob Sie von dort in die Ferne blicken wollten. Auch dieser Schritt sollte mühelos durchgeführt werden. Die Augen werden also in keiner Weise angestrengt. Je größer die Hingabe, mit der Sie Ihre Ausrichtung vollziehen, desto leichter und müheloser lässt sich diese Position einnehmen und auch über einen längeren Zeitraum halten. In einer mühelosen Haltung richtet sich der Blick dann auch ganz von selbst nach oben. Wichtig ist, dass Sie Ihre ganze Aufmerksamkeit *vollständig* auf die Stelle zwischen den Augenbrauen richten, dem Ort, wo sich das göttliche Zentrum befindet.

Achten Sie allerdings darauf, dass selbst dann, wenn Sie mit Begeisterung und Hingabe meditieren, die Disziplin nicht nachlässt. Nur wer vollkommen ist, braucht nicht mehr an Vorschriften und Disziplin zu denken. Solange Sie diese Vollkommenheit jedoch nicht erreicht haben, hat Ihr Geist die Tendenz, unruhig zu sein und zu versuchen, Sie von der Disziplin abzuhalten. Darum ist es wichtig, Zeit und Ort einzuhalten, und zwar selbst dann noch, wenn Sie das Gefühl haben, in tiefer Meditation versunken zu sein.

Namensrezitation

Wenn Sie meditieren, sollten Sie es mit Hingabe, Begeisterung und von ganzem Herzen tun. Dann kann Sie nichts mehr davon abhalten, und Sie spüren, wie Sie sich mit der Zeit immer reiner fühlen. Erst wenn Sie ganz rein sind, sollten Sie mit der Namensrezitation beginnen. Der Name ist Gebet, er ist ewig rein, ewig wirksam, er kann alles für Sie sein. Halten Sie deshalb beständig an dem Namen und an der Gestalt fest. Sie werden sich in Ihrem Herzen einprägen. Alles Weitere geschieht dann durch die Gnade Gottes.

Die intensive Rezitation eines Mantras bewahrt Sie davor, in das weltliche Leben verwickelt zu werden. Es gibt viele Mantras, doch von allen gilt OM als das höchste und wirksamste. Es wird als die Krone aller Mantras bezeichnet, weil es eine wertvolle Unterstützung in der spirituellen Praxis darstellt und durch die Rezitation der Geist zur Ruhe kommt. Der ständig unruhige und rastlose Geist (Englisch: *mind*) hat nämlich die Tendenz, sich mit allem zu beschäftigen und seine ganze Aufmerksamkeit darauf zu richten, womit er in Berührung kommt; dies ist sein tiefstes und permanentes Verlangen. Wird der Geist hingegen durch regelmäßige Praxis auf das Mantra OM ausgerichtet, so kann er lernen, sich mit ihm zu vereinen; er wird dann nämlich von seiner Tonschwingung angezogen.

Der menschliche Geist wird gerne mit einer Schlange verglichen. Die Schlange hat zwei Eigenschaften: Sie bewegt sich durch das Krümmen ihres Körpers fort und hat die Neigung, alles zu beißen, das ihr in den Weg kommt. So lassen sich auch die Merkmale des menschlichen Geistes umreißen: Er springt auf alles an, was ihm in den Weg kommt, und hält mit seinen Gedanken an allem fest. Somit trachtet der Mensch danach, alles festzuhalten und zu besitzen, worauf sein Auge fällt; und auch er versucht, auf krumme Art und Weise vorwärtszukommen. Die Schlange hat jedoch auch einen lobenswerten Charakterzug: So giftig und tödlich sie auch sein mag, sobald sie die Musik des Flötenspielers hört, entfaltet sie, alles andere vergessend, ihren Kopfschmuck und wird eins mit den lieblichen Tönen. In ähnlicher Weise kann auch der Mensch durch Übung das durch OM vermittelte Glücksbewusstsein erfahren. Dieser Laut ist ein wichtiges Hilfsmittel zur Erlangung der Erkenntnis des Götllich-Absoluten, das der »Klang der Veden« ist. Er ist nichts anderes als die Energie der Urschwingung.

OM

OM setzt sich aus A-U-M zusammen und symbolisiert den Urlaut. Es ist die Essenz aller Worte und symbolisiert gleichzeitig das ganze Universum. OM ist die heiligste aller Silben, das heiligste aller Mantren – im OM ist alles enthalten. Es ist gleichzeitig auch die innere Stimme, die immer gegenwärtig ist. Somit ist sie das Echo des göttlichen Rufens in der Tiefe des Herzens. Lauschen Sie also während

Ihrer Meditation in sich hinein und lassen Sie sich von dem Mantra OM berühren und freudig erregen.

Wenn Sie mit dem Mantra OM meditieren, wiederholen Sie es langsam und werden Sie sich seiner gewaltigen inneren Kräfte bewusst. Werden Sie eins damit. Versuchen Sie dabei jedoch nicht, über den Verstand damit eins zu werden, sondern lauschen Sie OM von ganzem Herzen. Denn schon Gott Krishna lehrte, dass Ihr Geist mit diesem Urlaut, der die Grundlage des gesamten Universums ist, verschmelzen soll. Dies wird Ihnen jedoch nur möglich, wenn Sie Ihr Herz vollständig dafür öffnen.

Entstehung von Gedanken

Während der Meditation werden Sie vielleicht zum ersten Mal wahrnehmen, wie viele Gedanken Sie haben. Die Gedanken eines Menschen entstehen aus der Nahrung, die er zu sich nimmt, und aus seiner Umwelt. Aus diesem Grund ist es wichtig, reine, biologische Produkte zu essen. Sie werden schnell feststellen, wie viele gute Gedanken plötzlich in Ihnen auftauchen.

Die Gedanken eines Menschen gehen nirgendwo hin. Es ist der Geist selbst, der nach außen geht, etwas aufgreift und sich dann damit beschäftigt. Da wir zahlreichen äußeren Reizen und Einflüssen ausgesetzt sind, ist es nur logisch, dass der Geist ständig nach außen geht und sich mit allem beschäftigt, was er über die Sinne aufnimmt. Wird das Denken bzw. der Geist hingegen nach innen gerichtet, schaut er nicht länger auf die äußere Umgebung, sondern auf das ewige, unvergängliche und vollkommene Selbst. Hauptziel der Meditation – und jeder Art von Konzentrationsübung – ist es somit, das Umherschweifen der Gedanken auf ein Minimum zu beschränken und den Geist stattdessen nach innen zu richten. Wenn es dem Übenden möglich ist, seine Gedanken zu reduzieren, sollte er mit seiner Praxis noch eine gute Weile fortfahren, denn dann vermag er grenzenlosen Frieden und unendliche Freude zu erfahren.

Indem der menschliche Geist ständig nach außen gerichtet ist, entsteht ein Gefühl der Trennung. Aufgrund der Trennung sieht jeder Mensch die Welt aus seiner eigenen, subjektiven Perspektive. Es entsteht dann der Eindruck, dass die Welt viele Gesichter hat. Kommen wir jedoch mit dem göttlichen Bewusstsein in Kontakt, so erkennen wir, dass die Welt eins ist. Und selbst wenn es so manchem sehr schwierig erscheint, wird jeder Mensch, der regelmäßig meditiert, früher oder später zur vollkommenen Erkenntnis Gottes gelangen.

Ihren persönlichen Fortschritt erkennen Sie, wenn sich Ihre Einstellung gegenüber Ihrer Umwelt verwandelt und sich Ihr Verhalten ändert. Mit Hilfe der Meditation werden Sie dann auch zu der Erkenntnis gelangen, dass der Mensch nur im Dienst an seinen Mitmenschen und an seiner Umgebung Erfüllung findet. Erst dann weitet sich sein Herz, und erst dann erfolgt eine Ausdehnung zum Ganzen hin. Die spirituelle Übung fruchtet, sobald sich der Gesichtskreis weitet, die Erfahrung vertieft und in der individuellen

Seele des Menschen der unstillbare Wunsch erweckt wird, mit der göttlichen Seele vollständig zu verschmelzen.

Das Handeln Gott weihen

Wenn Sie Ihr Handeln Gott weihen, liegen die Ergebnisse in Gottes Hand. Auch wenn Sie spazieren gehen, tun Sie dies, um den Körper gesund zu erhalten, weil der Herr darin wohnt. Sie sollten während eines Tages jede Handlung Gott weihen. Auch das Kochen gilt es, ihm zu widmen, denn es hat den Zweck, den Körper ihm zu Ehren kräftig und gesund zu erhalten. Das Einzige, was nach dem Tode bleibt, sind die guten oder auch schlechten Taten. Leben ohne Wünsche ist Gott. Weltliches Denken ist Wünschen. Wer sich dieses Denkens zu entledigen vermag, wird auch nicht mehr von Wünschen bedrängt.

Meditationsanleitungen

Die folgenden Anleitungen sollen besonders Anfänger bei der Meditation unterstützen. Es ist ausreichend, anfangs zehn bis zwanzig Minuten zu meditieren.

Einführende Meditation – Ankommen im Atem

- Setzen Sie sich bequem und gleichzeitig aufrecht auf den Boden.
- Richten Sie Ihre Sitzhaltung so ein, dass Sie ungefähr zehn Minuten in dieser Position bleiben können.
- Wenn Sie Ihre Sitzhaltung gefunden haben, schließen Sie die Augen und richten Sie Ihre Wahrnehmung nach innen auf Ihren Atem.
- Beobachten Sie, wie Ihr Atem kommt und geht, ohne dass Sie etwas dazu tun müssen.
- Lassen Sie sich eine Weile vom Rhythmus Ihres eigenen Atems tragen, ohne ihn zu verändern.
- Werden Sie sich bewusst, wo Ihr Körper sich weitet, um den Atem zu empfangen, und sich dann wieder zusammenzieht, wenn Sie ausatmen.
- Beobachten Sie, wie ruhig, tief und fließend Ihr Atem jetzt ist.
- Wie gut nährt er Sie?
- Wird er irgendwo behindert?
- Stellen Sie Blockaden im Körper fest, die Ihren Atem behindern, dann atmen Sie nun ganz sanft in diese Region hinein.
- Stellen Sie sich dabei vor, wie die Blockade ganz sachte durch Ihren eigenen Atem aufgelöst wird, so dass der Atem wieder frei fließen kann.
- Wenn sich die Blockade nicht löst, richten Sie Ihre ganze Aufmerksamkeit liebevoll auf diese Stelle und fragen Sie, was die Blockade braucht, damit sie sich lösen kann.
- Warten Sie, bis Sie eine Antwort bekommen.

- Sollten Sie keine Antwort bekommen, ist dies auch in Ordnung. Sie erhalten sie dann zu einem späteren Zeitpunkt.
- Kehren Sie nun mit Ihrer Aufmerksamkeit wieder in den Raum zurück, öffnen Sie langsam die Augen und recken und strecken Sie sich.

Dhyana-Meditation

Neben der Atemmeditation ist auch die Dhyana-Meditation während der Reiswoche oder generell im Rahmen der polarisierten Gleichgewichtsernährung eine wertvolle Unterstützung im täglichen Programm. Sie stellt eine Tür zu Gott dar.

- Setzen Sie sich aufrecht auf den Boden.
- Schließen Sie die Augen.
- Tauchen Sie nun mit Haut und Haaren, mit allen Gedanken und Gefühlen in die Liebe ein. Die Liebe ist die stärkste Kraft im Universum.
- Wenn Gedanken Sie von der Meditation wegtragen, holen Sie sich liebevoll wieder zurück und tauchen Sie wieder in die Liebe ein.
- Richten Sie Ihre Aufmerksamkeit nun langsam wieder auf Ihren Körper und kommen Sie zurück in den Raum.
- Öffnen Sie die Augen.

Geistige Nahrung für inneres Wachstum

Neben der Meditation kann auch das Lesen von spirituellen Schriften eine große Unterstützung für das innere Wachstum darstellen. Überlassen Sie sich dabei wie schon bei der Auswahl der Nahrungsmittel oder der Suche nach der zu Ihnen passenden Meditationsform ruhig Ihrer eigenen inneren Führung. Es werden Ihnen sicher im richtigen Moment die richtigen Bücher in die Hände fallen, die Sie dann für Ihre innere Einkehr verwenden und die Ihnen förderlich sind.

Im Folgenden werden Ihnen nun einige Texte an die Hand gegeben, die Sie bei Ihrem inneren Wachstum unterstützen können. Es handelt sich dabei um kurze Texte, die Sie als Anleitung zum Handeln oder auch ganz einfach als geistige Inspiration verstehen und dann auf sich wirken lassen können. Besonders effizient sind diese Texte, wenn sie nicht mit dem Verstand, sondern mit dem Herzen gelesen werden, und zwar jeder einzeln für sich, damit er auch in Ruhe entsprechend nachwirken kann.

Die große Stille in der Flamme des Herzens fühlen

Fühlen Sie die große Stille in der Flamme Ihres Herzens. Die Liebe ist im Herzen verankert, sie ist der »Gottesfunke«. Schenken Sie diesem Licht in Ihrem Herzen ungeteilte Aufmerksamkeit, bis es wie eine Sonne strahlt, denn das Weltall ist aus Liebe aufgebaut. Ihre Substanz durchdringt und überstrahlt alles Leben.

Liebe und Frieden in die Welt tragen

Gehen Sie mit durch Weisheit gelenkter Liebe mit Ihren Nächsten um – auch mit Ihren Gegnern –, so tragen Sie das innere Licht unter die Menschen.
Senden wir schöne Gedanken und Gefühle aus, so haben wir keine Feinde mehr. Frieden, Harmonie und Fröhlichkeit kehren in unser Leben ein.

Was die Seele will

Das einzige Heim, aus dem nichts Sie vertreiben kann, ist der Gottesgrund der Seele. Dort ist Ruhe und Vollendung.
In der Stille können Sie aus der Enge des Ichs ins Göttliche emporwachsen und aus diesem bewussten Einssein mit dem Ewigen kraftvoll Ihr Leben meistern.

Sein Leben von innen meistern

Welchen Strömen Sie sich öffnen, bestimmt die Qualität Ihres Lebens.
Aus der unerschöpflichen Energiequelle in unserem Innern umgibt uns der Gedanke, dass wir selbst es in der Hand haben, welchen Verlauf unser Leben nimmt.
Wir können fern dem Göttlichen im Schatten des Schick-

sals oder in der Nähe des Ewigen bewusst im Lichte in der inneren Führung leben.

Auf die Gedanken achten

Im Hin- und Herpendeln zwischen äußerem Schein und innerem Seelenfrieden und der Sehnsucht nach etwas, das sich gestalten will, ist es wichtig, Gedanken, Gefühle und Worte bewusst durch Liebe zu erzeugen und auch zu lenken.
Gedanken bilden einen Teil der Schöpferkraft des Menschen. Deshalb sollten wir uns unserer Gedanken stets bewusst sein.
In einem Augenblick gelangen unsere Gedanken von einem Ende des Weltalls zum anderen.
Da sie zur Welt des Geistes gehören, werden sie von allen höherentwickelten Wesen sofort wahrgenommen.
Wo wir unsere Gedanken hinsenden, dort befinden wir uns – also nicht unbedingt dort, wo sich unser Körper gerade aufhält.

Glaube an das, was noch nicht ist, damit es werde

Ärger, Lärm, Wutausbrüche, Hast und Zorn sind missbrauchte Energie, die sich gegen uns und gute Bestrebungen richtet.
Wenn wir in der Stille darum bitten, alles, was nicht Vollkommenheit hervorbringt, zu reinigen und in die weise Macht der Liebe umzuwandeln, so können wir mit dieser

Energie etwas Aufbauendes und Segensreiches hervorbringen. Wir verstehen dann, wie Frieden in uns und in der Welt geschaffen, erhalten und gesichert werden kann.

Was wir tun

Die Erkenntnis der universellen Wahrheit, dass das Tun alles ist und dass uns in dieser Welt der immerwährenden Veränderung, des Entstehens und Vergehens, nichts bleibt als unser eigenes Selbst, die innere Kraft, das Streben nach dem Höchsten und die Gewissheit unseres Einsseins mit dem Ewigen, führt uns schon hier auf Erden zum Erleben höchster Freiheit.

Zeichen des Erwachens

Neben dem unmittelbaren Gewahrwerden des göttlichen Geistes gibt es tausend Reifestufen auf dem Weg zur Meisterschaft.

Die Selbstoffenbarung des göttlichen Geistes im Menschen vollzieht sich langsam und offenbart sich immer vollkommener durch uns schon hier in diesem Leben – wenn wir es nur wahrhaftig wollen.

Wenn unser ganzes Sein und Tun erfasst und durchglüht ist von der liebenden Hingabe zum Ewigen, treten wir hinaus aus dem Gefängnis des Unterbewussten in das strahlende Licht des allumfassenden Seins.

Die Stufen des Erwachens werden vor allem an drei Zeichen sichtbar: an der zunehmenden Freude und Fähigkeit zur inneren Sammlung; an der erhöhten Lebensfreude und Leistungskraft sowie an der gesteigerten Intuition und inneren Klarheit; an der umfassenden Liebe und Barmherzigkeit allem Lebendigen gegenüber.

Überlebensnahrung

Wird der Körper längere Zeit nicht natürlich und ausgewogen ernährt, wird er krank. Im übertragenen Sinn könnte man sagen, dass sich auch unser Planet Erde samt der Gesamtheit aller Lebewesen momentan nicht im Gleichgewicht befindet. Die Erde ist also ebenfalls krank. Kriege, Naturkatastrophen, vielerorts hungernde Menschen, Terrorismus und sonstige unnatürliche Geschehnisse legen Zeugnis dafür ab. All das sind Symptome dieser Krankheit, und es ist zu erwarten, dass noch weitere Katastrophen wie Missernten und Hungersnöte auf die Menschheit zukommen werden.

Es ist deshalb wichtig zu wissen, wie sich der Körper in Krisenzeiten mit natürlichen, hochwertigen und lange Zeit haltbaren Nahrungsmitteln gesund und leistungsfähig erhalten lässt. Auf diese Weise bleibt auch der Geist urteilsfähig und der Intellekt voll funktionsfähig. Es sind dazu nachfolgend Lebensmittel zusammengestellt, die nicht nur im Ernstfall das Überleben sichern, sondern generell auch im täglichen Gebrauch verzehrt werden sollten:

- Reis und jedes Getreide (mehrere Jahre lagerfähig)
- Jede Art Bohnen (mehrere Jahre lagerfähig)
- Salz (bei richtiger Lagerung Jahre haltbar)
- Trockenfrüchte (Zucker)
- Nussmuse: Sie sind in Dosen extrem lang haltbar und weisen hochwertiges pflanzliches Eiweiß auf
- Dinkelzwieback mit Zusatz von Gestenmalz
- Pumpernickel in Dosen oder eingeschweißt
- Trockenmilch (Ziegenmilch vorzuziehen)

Mit zu diesem »Überlebenspaket« gehören unbedingt eine von Hand zu bedienende Getreidemühle sowie ein Gaskocher.

Generell gilt: Vollgetreide in der Verbindung mit Hülsenfrüchten sorgt für eine ausreichende Nährstoffversorgung im Körper. So lässt sich eine Notzeit eine Weile überstehen.

Vermächtnis und Vision

Es war am 4. Juni 2000, als Freiherr Eberhard von Gemmingen mir zum ersten Mal begegnete. Eberhard von Gemmingen hatte im Alter von 74 Jahren gerade einen längeren Krankenhausaufenthalt hinter sich. Noch in der Klinik war er auf meinen Artikel »Die Original-Reis-Diät nach Getraud Radke« gestoßen. Zufall? Oder innere Führung? Intuition? Heute bin ich mir sicher, dass die Seele dieses damals völlig erschöpften, verzweifelten Menschen »die richtige Seite« aufgeschlagen hatte.

Die Botschaft »Die Energieernährung wird dir neue Kraft geben« stand aus heiterem Himmel vor ihm. Wenige Wochen danach stand der Mann dann real vor mir. Drei Stunden sprach ich an diesem Tag mit ihm über die Theorie und praktische Anwendung der Heildiät. Drei Stunden schaute ich ihm in die Augen, aus denen intuitives Vertrauen und Liebe strahlten. Ich freute mich, wie er mit unerwartetem Appetit eine Kanne Pai Mu Tan-Tee und Dinkelplätzchen verspeiste. Er macht mir den Eindruck, als wäre er nach Nahrung, die ihm Energie gab, schier ausgehungert. Erst im Nachhinein wurde mir dann bewusst, was damals in ihm vorgegangen sein musste. Als nichts mehr in seinem Leben half, hatte sich seine kluge Seele an alte Ernährungsweisheiten erinnert, durch die er körperlich und geistig zu gesunden vermochte. Wenn der Mensch von seiner Seele angeleitet wird, dann ist das Wichtigste bereits geschehen, denn er weiß, dass er der Wahrheit folgt.

Nach drei Stunden verließ mich Eberhard von Gemmingen mit sämtlichen schriftlichen Unterlagen, die ich zusammengetragen hatte. Sie enthielten alles, was nötig ist, um die Heildiät, die polarisierte Gleichgewichtsernährung, zu Hause durchführen zu können. Dazu packte ich ihm meinen gesamten Vorrat an Dinkelplätzchen ein und eine große Tüte Pai Mu Tan-Tee.

Eine Woche verging. In mir wuchs das Gefühl, dass ich Eberhard von Gemmingen nicht alleine lassen durfte. Sein

Brief am Ende der Woche verkündete mir, er habe schon auf der Heimfahrt beschlossen, meine Heildiät zusammen mit einem befreundeten Ehepaar durchzuführen. Dreimal täglich fahre er nun zu diesen Freunden zum Essen. Die Kost schmecke und tue allen gut. Doch ich würde ihm fehlen! Eberhard bat mich, ihn bei seiner Gesundung zu begleiten - eine Bitte, die meinem eigenen Wunsch entsprach.

Jedes Wochenende machte ich mich nun also auf den Weg zu meinem Seelenverwandten, der mit der Zeit der Partner meiner Seele werden sollte. Es waren Treffen voller Harmonie. Wir sangen beim Kochen, dankten Gott beim Essen und schwiegen miteinander voll tiefen Glücks.

Ich werde nie vergessen, mit welcher Hingabe und Begeisterung Eberhard diese »Energiemahlzeiten« zu sich nahm. Er schien mir aufzublühen wie eine Pflanze, wenn nach langer Trockenheit endlich Regen fällt. Ich habe in den zwanzig Jahren meiner Öffentlichkeitsarbeit vielen Menschen helfen können. Doch nie zuvor hatte ich die Wirkung meiner Heildiät so unmittelbar und so tief erlebt wie bei Eberhard. Allein schon dadurch entwickelte sich ein stilles Miteinander. Es war der Anfang einer alten Liebe und tiefen seelischen Verbundenheit. Seine Metamorphose war nicht zu übersehen, und seine Verwandlung erinnerte mich an die Rose von Jericho, die sich nach Jahrzehnten der Dürre plötzlich durch das Wasser von einer Distel in eine üppige Pflanze verwandelt. Während dieses ganzen Prozesses wandte sich meine Seele Eberhard immer mehr zu. Ich erlebte ein Glücksgefühl bei dem Gedanken, ihm helfen zu können. Und wir erlebten gemeinsam, wie wir langsam, aber stetig immer mehr im Innersten aufeinander zugingen.

Schon bald entwickelte Eberhard den Plan, im Odenwald einen Ort zu gründen, an dem sich Menschen in spiritueller Ruhe meiner Heildiät unterziehen konnten. Er glaubte fest daran, seine eigene Erfahrung weitergeben zu können und das auch zu müssen. Die Idee begeisterte mich, und sein Wunsch wurde zur gemeinsamen Vision. Zum ersten Mal in meinem Leben hatte ich das Gefühl, einen Menschen an meiner Seite zu haben, der mich mit Herz und Geist, aber auch mit all seinen materiellen Möglichkeiten unterstützen wollte. Wir mieteten also eine Wohnung für mich ganz in seiner Nähe. Eberhard kam nun täglich zu den Mahlzeiten zu mir, und es war mir eine Freude, für ihn da zu sein. Ich entwickelte neue Energierezepte; mein großer Esstisch war stets mit schmackhaften und köstlichen, energiespendenden Leckereien beladen.

In den nächsten Monaten verbesserte sich Eberhards Gesundheit stetig. Er wirkte jünger und energievoller. Durch die Veränderung seiner Essgewohnheiten nahm auch sein spirituelles Wachstum zu. Er vertiefte sich mehrere Stunden täglich in das Studium von spirituellen Schriften wie z. B. »Die Autobiographie eines Yogi« von Paramahansa Yogananda. Und so wurde aus einem in sich gespaltenen und geistig unklaren Menschen ein in sich ruhender Weiser.

Eberhard Freiherr von Gemmingen ging mit geistiger Klarheit und spiritueller Wachheit am 7. März 2006 in die geistige Welt. Drei Tage vor seinem Ableben las er den Ärzten in der Klinik noch eine spirituelle Geschichte vor. Sie heißt »Das Moschustier vom Himalaja«.

Moschus ist eine kostbare, stark duftende Essenz, die in der Bauchfalte des männlichen Moschustieres verborgen liegt. Dieses Tier lebt in Indien, im Hochgebirge des Himalaja, und wenn es ein gewisses Alter erreicht hat, beginnt der betäubende Moschusduft heimlich aus seinem Nabel hervorzudringen. Erregt von diesem Duft sucht das Tier überall herum, schnüffelt unter alten Bäumen und ist wochenlang auf der Suche, um die Quelle dieses Duftes zu finden. Wenn das keinen Erfolg hat, wird es im höchsten Grad gereizt und stürzt sich schließlich in einem letzten, verzweifelten Versuch, die Quelle dieses seltenen Duftes zu finden, von den Klippen herab und verendet. Dann finden es die Jäger, die ihm den Beutel mit dem Moschus herausziehen. Ein erleuchteter Barde schrieb einst folgendes Lied: »Oh du törichtes Moschustier, überall suchst du nach dem Duft, nur nicht in deinem eigenen Körper. Darum kannst du ihn nicht finden. Würdest du die Nüstern nur an deinen eigenen Nabel legen, so könntest du den ersehnten Moschus finden und dir einen qualvollen Tod ersparen.«

Weltlicher Mittelpunkt von Eberhards Arbeit war sein großes Hofgut Rineck, das wir gemeinsam zu einem unabhängigen, geistigen Seminarzentrum ökologisch umgestalteten. Nach seinem Tod bleibt es nun mir und anderen als sein Vermächtnis. Eberhard trug den tiefen Wunsch im Herzen, den Menschen bei ihrer äußeren wie auch inneren Heilung zu helfen. Was er zu Lebzeiten nicht mehr zu schaffen vermochte, mag ihm nun mit dem Erscheinen dieses Buches gelingen. Darum erlebte ich die Arbeit an diesem Titel als weitere Gemeinsamkeit. Die Besinnung auf Eberhard während des Schreibens half mir, unseren spirituellen und geistigen Weg weiterzugehen – und er ist noch nicht zu Ende. Und auch jetzt erfahre ich wieder einmal mehr, wie mir eine natürliche, einfache, gesunde und meditative Lebensweise die innere Kraft gibt, den irdischen Abschied eines geliebten Menschen zu transformieren. Hilfreich bei diesem Prozess sind mir all jene Menschen, die auf solide Weise aus Berufung ihre persönlichen Erfahrungen, Informationen und Inspirationen weitervermitteln.

Für die Seele gibt es zu keiner Zeit Geburt oder Tod.
Sie ist nicht entstanden – sie entsteht nicht –
und sie wird nicht entstehen.
Sie ist ungeboren, ewig, immerwährend, unerstanden.
Sie wird nicht getötet, wenn der Körper getötet wird.
Bhagavad-Gita

In diesem Bewusstsein der Unsterblichkeit bin ich weiterhin mit Eberhard verbunden. Es gibt mir Ruhe und Stille sowie die Kraft, meiner Verantwortung für mich, ja für uns gerecht zu werden und unsere gemeinsame Vision umzusetzen – die Vision, Menschen bei ihrer äußeren und inneren Heilung zu helfen und einen Ort der Stille und der inneren Transformation zu schaffen.

Mit dem Umbau von Gut Rineck hat diese Vision sich zu materialisieren begonnen. Im Inneren wurde das Anwesen unter ökologisch-biologischen Gesichtspunkten renoviert und mit herrlichen Vollholzmöbeln ausgestattet. Außen ist es eine Oase der Ruhe, der Schönheit und des Friedens – ein Ort, an dem die Seele im Einklang mit der Natur sich wieder an ihre Sehnsucht nach Gott erinnert.

Mit diesem Buch möchte ich nun unsere Vision auch an die Menschen weitergeben, die nicht zum Gut Rineck kommen können, sich aber trotzdem für die polarisierte Gleichgewichtsernährung interessieren und sie in ihr Leben integrieren möchten. Denn in den Jahren meiner Öffentlichkeitsarbeit habe ich beglückend oft erlebt, wie durch Krankheit geschwächte Menschen dank der Gleichgewichtsdiät schon nach kurzer Zeit wieder voller Energie waren. Ich habe jahrelang Vorträge über Heildiät und ganzheitliche Ernährung gehalten, mit meinen Teilnehmern selbst am Herd gestanden und sie mit der einfachen und schnellen Zubereitung phantasievoller, schmackhafter Energierezepte überrascht.

Heute geht es mir allerdings um erheblich mehr, als nur um die reine Vermittlung einer Diät. Mit diesem Buch möchte ich besonders jene Menschen ansprechen, die sich nicht nur für eine bewusste und ausgeglichene Ernährung interessieren, sondern die auch bereit sind, ihren Weg im wahrsten Sinn selbst-bewusst und in Folge selbstverantwortlich zu gehen. Es ist mir wichtig, zu vermitteln, dass die polarisierte Gleichgewichtsernährung nicht nur körperliche Kraft und Energie schenkt, sondern individuelles, spirituelles Bewusstsein weckt und es auch anhebt. Körper, Geist und Seele werden durch diese Ernährung wieder fähig, den sanften Herzschlag der Schöpfung und somit des

Schöpfers zu spüren. Auf diese Weise entsteht dann ganz spontan ein Gefühl des Einsseins mit dem Göttlichen, nach dem unsere Seele ihr Erdenleben lang strebt.

In diesem Sinne wünsche ich mir, dass Ihnen als Leser die Gleichgewichtsernährung nicht nur gut schmecken, sondern auch Ihren Körper, Ihren Geist und Ihre Seele in Einklang bringen möge, damit Sie in dieser Balance Ihren Lebensweg bewusst, entspannt und klar gehen können.

Rineck, Sommer 2007
Gertraud Radke

Schlusswort

Dieses Buch entstand aus dem tiefen inneren Erleben, die Trauer über den körperlichen Tod eines geliebten Menschen zu überwinden und dadurch den Sinn des eigenen Lebens zu erkennen – und die Vision eines gemeinsamen Lebens zu vervollständigen.

Trotz des Schmerzes, den ich in dieser Zeit durch den Verlust dieses geliebten Menschen erlitten habe, war es für mich eine einzigartige und wertvolle Erfahrung, zu erleben, mit welcher Kraft ich den Verlust meines Seelenpartners zu überwinden vermochte – einer Kraft, die ich aus dem göttlichen Reichtum schöpfte. Es ist die gleiche Kraft, die mich dazu veranlasste, dieses Buch zu schreiben, und die in diesem Titel nun auch zum Ausdruck kommt.

Während dieser Wochen und Monate sind Dinge geschehen, die mir zu der Erkenntnis verhalfen, dass ich gelenkt und getragen werde von einer geisterfüllten Macht, was mich dann schließlich zu den Werken von Anni Besant und Emanuel Swedenborg führte.

Durch das intensive Studium dieser Lehrer der göttlichen Weisheit gelangte ich zu einem tieferen Wissen und Verständnis auch über das, was die Menschen nach ihrem körperlichen Tod erleben. Diese unmittelbaren Erfahrungen weckten in mir ebenfalls den Wunsch, mein Wissen und meine Erfahrungen an andere Menschen weiterzugeben.

Literaturhinweise

Gertraud Radke: *Uralte Weisheit nach Annie Besant. Die wissenschaftliche Wahrheit über den Menschen im Diesseits und Jenseits*, 2007 (Schirner Verlag), Darmstadt

Gertraud Radke: *Nach dem Tod. Emanuel Swedenborg. Schau der geistigen Welt*, 2007 (Aquamarin Verlag), Grafing

Gertraud Radke: *Bhagavad Gita. Der Gesang des Erhabenen*, 2007 (Aquamarin Verlag), Grafing

Über die Autorin

Gertraud Radke unterteilt ihre Biographie, um sie Außenstehenden in einigen Worten deutlich zu machen, in einen inneren und einen äußeren Weg. Auf dem äußeren Weg ist sie eine langjährige, überaus erfahrene Ernährungsberaterin und Heilpraktikerin, die sich um das körperliche Wohl der Menschen kümmert. Auf dem inneren Weg folgt sie seit vielen Jahren der ehrwürdigen Kriya-Tradition, wie sie von Sri Yuktswar und Yogananda im Westen überliefert wurde. In ihren Kursen versucht sie, den Teilnehmern die von ihr verwirklichte Synthese des inneren und äußeren Weges zu vermitteln.

Gertraud Radke hat sich über viele Jahre internationale Anerkennung als Ernährungs-Heilpraktikerin erworben. Ihre revolutionären Einsichten sind in diesem Buch niedergelegt. Sie leitet das »Gut Rineck«, ein nach modernsten ökologischen Grundsätzen geführtes Zentrum im Odenwald. Dort können Besucher, Erholung- und Heilungsuchende an folgenden Seminarprogrammen teilnehmen:

1. Gesprächskreise über gesunde, ganzheitliche Ernährung und eine bewusste Lebensführung
2. Praxiskurse über bewusstes Kochen und Essen
3. Meditationskurse (Einzelheiten auf Anfrage)
4. Lesungen und Diskussionsrunden

Anfragen richten Sie bitte an:

Gertraud Radke
Feriendorf Nr. 99
69429 Waldbrunn
Telefon: (0 62) 75 91 93 66
(8.00 bis 9.00 Uhr und 18.00 bis 20.00 Uhr)
Fax (0 62) 75 91 93 33

Elke Müller-Mees

Sauer macht nicht lustig

Im Gleichgewicht mit basischer Ernährung

Das aktualisierte Erfolgsbuch ist ein praxisorientierter Wegweiser zum Säure-Basen-Gleichgewicht. Er erklärt, was Menschen ›sauer‹ werden lässt und warum zuviel Säure krank macht. Zum Start ins Gleichgewicht testen die Leser selbst, ob sie übersäuert sind. Konkrete Hinweise und Tipps helfen bei der Ernährungsumstellung, ein Trainingsprogramm bringt Bewegung ins Leben und ein basisches Wohlfühl-Wochenende beweist: Basisch macht lustig.

Knaur
MensSana